ホントは看護が苦手だったかげさんの

イラスト看護帖

かげ 著

大和田潔 監修

永岡書店

はじめに

知ってる知識は
必ず自分を助けてくれる

はじめまして。看護師のかげです。

私は看護大学を卒業後、大きな病院に勤務し、循環器、消化器、救命病棟など様々な診療科の病棟に配属され看護経験をつんできました。

こう聞くと、「小さな頃から看護師を目指していたやる気満々ナース」を想像されるかもしれませんが、実は看護が大の苦手です。

思えば理工学部の大学受験に失敗した当日、焦って「願書締切は今日！」と書かれた看護学部をうっかり受験してしまったときから、看護師人生がスタートしました。

それまで看護師になるなんて思ってもいなかったので、学生時代はやる気ゼロ。「A=B！」という正解がはっきりした数学や化学の世界から、「患者に寄り添った看護の提供をする」という定義の曖昧な世界に入り、「わぁ、

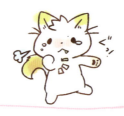

こんな文学的な世界は苦手だ…」と感じていました。

それでも受験戦争や試験攻略には慣れていたので、国家試験さえ受かればいいと勉強をしました。塾講師のアルバイトで培ったポイントを視覚化するコツを生かして、ノートにイラストを描いていたところ、友人に「わかりやすいからそのイラストがほしい」と言われたのをきっかけに、お勉強イラストを描き始めました。そのイラストはあっという間に友人たちに広まり、複数の友人に同じイラストを描くのが大変なのでSNSに掲載することにしたのです。

頼まれて描いたお勉強イラストは、みんなつまずくところ、苦手なところが似ていたので、WEB上の多くの方からも反響をいただくことになりました。
そしてイラストを描き続けるうちに、私自身も

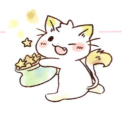
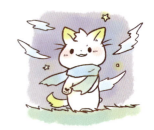

イラストの知識が臨床で使えたときの喜びをたくさん経験しました。

苦手意識はあいかわらずあるけれど、学び続けることの大切さ、知識を実践に生かしてよい看護ができたときの嬉しさが、私の看護への自信のなさをずいぶん助けてくれたのです。

この本を手にとってくださった方の中には、私と同じように「看護が苦手だ」と感じている人もいると思います。
膨大な勉強量を前に、「なにをどう始めたらいいのか」「国家試験に合格できたけど、臨床でちゃんとできるか心配」といった不安を抱えている方や、患者さんの死に落ち込んで自信をなくしてしまい、「自分がなにかしたかな、もっとこうしていたらよかったのかな」など自分の力不足を嘆いている方もいるかもしれません。

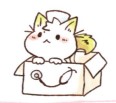

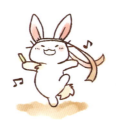

でも「知っていたからこそ、スムーズに動けた」「知識があったから患者さんによりよい看護ができた」、こんなふうに知識があなたを助けてくれる時が必ずあります。そう信じて、私が勉強したことや実体験で得た知識をもとに2年以上の制作期間を経てまとめました。

イラストばかりの紙面はゆるそうに見えるかもしれませんが、臨床で役立った国家試験の知識をちゃんとのせたつもりです。
「普通に教科書で勉強したら覚えられないことも、ゆるいイラストと文字がなんとなく記憶に残っていて、試験や現場で思い出して助かった。」そんなふうに読者の心に寄り添えるような本にしたいと思って描いてきました。

この本をきっかけに、「もっといろんな勉強をしよう！」と思っていただければこんなに嬉しいことはありません。

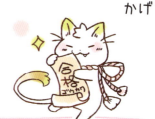

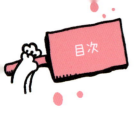

はじめに … 2
本書の使い方 … 8

1章 ナースの基本
- 生きてる証 バイタルサイン…12 ● 急変対応をがんばるヒント…18
- 褥瘡は予防と観察がカギ！…22 ● 注射へっぽこ講座…26
- 採血の検査データ…34 ● ショックを知らないのショックだ…42
- 夏に負けるな！〜熱中症と脱水…46 ● やけどは熱でできた傷！…50
- 出た血は全力で止める！…52 ● 手術した人を看護する！…54
- はじめましてのがん看護…60 ● 死ぬということについて…68

column ♥ いつでも看護師…のはなし…70

2章 消化器
- 消化吸収！ もぐもぐ臓器〜消化器の解剖生理…72
- アデューうんこ〜便について考える…86 ● ビタミンはこれ DAKE！…90
- 消化器疾患…92　column ♥ 内視鏡をしたときのはなし…94

3章 循環器
- 心臓ちゃんと血管さん〜循環器の解剖生理…96 ● 心電図ヨムヨム講座…100
- 心臓ちゃんがつらい！ 循環器疾患…110
- 元気になれ心臓ちゃん！ 循環器疾患のくすり講座…114

column ♥ 心電図のはなし…118

4章 内分泌
- うまホルモン！…120 ● 内分泌疾患① ダイレクトメール（DM）は糖尿病…130
- 内分泌疾患② 知識習得向上！ 甲状腺！…142　column ♥ バセドウ病のはなし…144

5章 腎・泌尿器
- 腎臓の中身は毛玉？〜腎臓の解剖生理…146 ● 尿を医学する！…148
- 腎疾患〜AKI と CKD に注目！…150 ● シャンと知っておく！ 透析…152
- マーヴェラスにおしっこを出す！ 〜腎疾患の治療薬…154

column ♥ 導尿のはなし…156

6章 免疫
- 体の中の守り神・免疫(ただし好戦的)…158
- 免疫疾患〜守り神たちの暴走…160 ●なんでも屋さん・ステロイド…164
- column ♥ 予防接種のはなし…166

7章 血液
- 血にはいろいろ住んでいる〜血液の成分…168
- ないなら入れる!〜輸血…170 ●血をさらさらにする薬たち…174
- 血液疾患…180　column ♥ 採血のはなし…182

8章 感染症
- 知識をもって感染を防ぐ!…184 ●主な感染症について…192
- column ♥ 清潔のはなし…204

9章 呼吸器
- 左肺は心臓に気を遣ってる!〜呼吸器の解剖生理…206
- 聴診器を胸にあてて…　…208 ●よい呼吸は検査でわかる!?…212
- 呼吸器疾患…216　column ♥ 自分でやってみて初めてわかるはなし…224

10章 脳・神経系
- 脳と神経のお仕事チェック!〜脳神経の解剖生理…226
- 意識レベルはパッと見て覚える!〜意識障害の評価…234 ●脳神経の疾患…238
- パッと見て評価! MMT…248　column ♥ 死ぬことについて…250

11章 精神
- フロイトの猫たち〜精神の構造…252 ●誰にでもおこる! 認知のゆがみ…254
- エゴの必殺技! 防衛機制…258 ●発達障害を知っておこう!…262
- column ♥ フロイトの猫たち…264

おまけ 「かげ流」国試対策
- ゴロで覚えよう!…266 ●酸塩基平衡の考え方…268
- どんどん書き込め!〜体の解剖白地図…270
- いよいよ国試!…276

索引…278　　おわりに…284

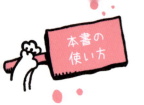

本書の使い方

まずは押さえたい
きほん項目

ぱっと見てわかる
お勉強イラスト

要点のみを押さえて
あるので適宜自分で
補足を書き込もう

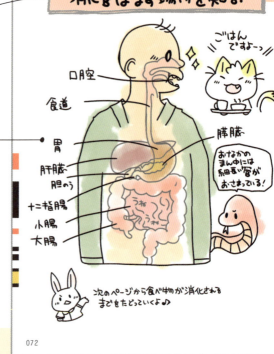

消化吸収！もぐもぐ臓器
~消化器の解剖生理

消化管はまず場所を知る！

- 口腔
- 食道
- 胃
- 肝臓
- 胆のう
- 十二指腸
- 小腸
- 大腸
- 膵臓

ごはんですよーっ

おなかのまん中には細長い管がおさまっている！

次のページから食べ物が消化されるまでをたどっていくよ♪

この本はどこから読み進めてもいいように見開き単位で構成されています。自分の苦手な項目や、職場で必要な知識など、好きなページからどんどん読み進めてください。

おすすめの
使い方

- 教科書の副教材として活用する
- 最初にざーっと通して読んでから、苦手な項目、必要な項目をよく見る
- 体内の医療イラストなどは真似して描いてみると覚えやすいよ

※この本は看護師かげさんが学生時代から描きためた勉強イラストや実体験を通して得た知識をもとにまとめられています。

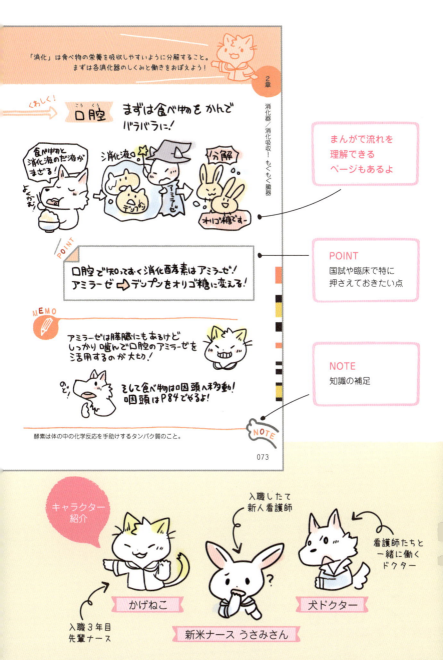

次ページから
はじまるよ！

いっしょに
がんばろう！

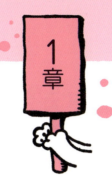

ナースの基本

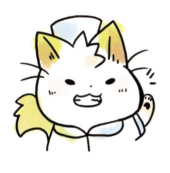

- 生きてる証　バイタルサイン
- 急変対応をがんばるヒント
- 褥瘡は予防と観察がカギ！
- 注射へっぽこ講座
- 採血の検査データ
- ショックを知らないのショックだ…
- 夏に負けるな！熱中症と脱水
- やけどは熱でできた傷！
- 出た血は全力で止める！
- 手術した人を看護する！
- はじめましてのがん看護
- 死ぬということについて

生きてる証 バイタルサイン

知らなくて大丈夫？生死のサイン5

体温 BT KT T
体の中の温度
あちこ

血圧 BP
心臓の血液を押し出すときのチカラの値
ププー

脈拍 P
似てるけど不整脈などで変化するよ！
全身の動脈の拍動
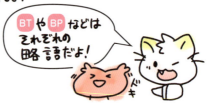
BT や BP などはそれぞれの略語だよ！

呼吸 R RR
息をすって、はいて1回とカウント
すってー
はいてー

意識レベル
GCS JCS など
きゅーん

NOTE
バイタルサイン = vital（生命）の sign（兆候）、つまり生きているかどうかを示すもの。きほんの5つの外に尿量などが含まれることもあるよ。

これをナースが知らないと
「どうした…?」ってなるくらいきほん。

1章 ナースの基本／バイタルサイン

> くわしく!
サイン❶ 体温

体温の測り方と基準値

腋窩（えきか）（わき）

基準値
日本ではこれが多い
カンタン、安全

36.0℃～37.0℃

直腸（肛門）（ちょくちょう）
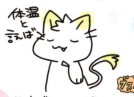
すごく不快だけれど
体の中心の温度に近い

わき+0.8～1℃

口腔（こうくう）（舌のウラ）

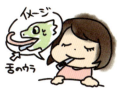
女性の基礎体温
など。呼吸や口腔
異常があるときは△

わき+0.2～0.5℃

熱型はどうだった? 〈過去とくらべてはじめてわかる!〉

稽留熱（けいりゅう）
39℃ ずっとあつい〜
37℃

ずっと同じくらいの
温度（1℃以内の
変動）が続く

弛張熱（しちょう）
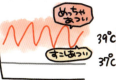
39℃ めっちゃあつい
37℃ すこしあつい

ずっと熱は出てるけど
変動（1℃以上）が
はげしい

間欠熱（かんけつ）
39℃ あつい! またあつい
37℃ なおった

平熱と高熱が
交互に出る

> **NOTE**
現場でバイタルサインを伝える時、「患者さんの体温は〜」と言っている暇はない!
そのために BT など略語を覚えて使いこなそう。

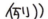

サイン❷ 血圧

高すぎても低すぎてもダメ！

心臓が全身に血液を出したり溜め込んだりするときの力の値

(例)) 130 / 75mmHg
　　　↑　　　↑
　　収縮期血圧　拡張期血圧

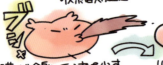

心臓が全身に血液を出す　　心臓が血液をためこむ

基準値

新生児	乳児	幼児	学童	成人
60~90/30~50	80~90/60	90~100/60~65	100~110/60~70	100~130/60~85

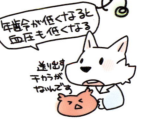

年齢が低くなると血圧も低くなる

送り出す力がないんです

高血圧だったらこれを確認！

高血圧はだいたい 140/90mmHg 以上

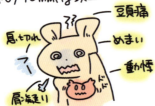

- 頭痛
- めまい
- 動悸
- 肩こり
- 息切れ

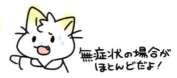

無症状の場合がほとんどだよ！

血圧の測り方

測定前は10分程度安静に

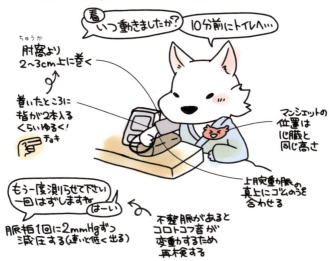

高血圧だったら原因を考えよう

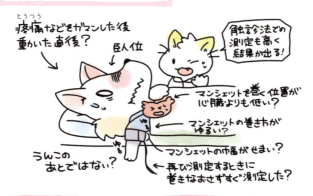

マンシェットの幅は腕の太さの40％。成人は14cm、腕が細い小児などは小児用のマンシェットを使って測定しよう！

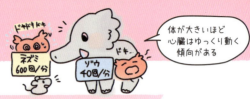

サイン③ 脈拍

体が大きいほど心臓はゆっくり動く傾向がある

ネズミ 600回/分
ゾウ 40回/分

脈拍は速い？遅い？

基準値

新生児	乳児	幼児	学童	成人	
120-160	100-120	90-110	80-100	60-80	回/分

覚えよう！
成人では
100回/分以上を頻脈
60回/分未満を徐脈

脈拍の測定方法

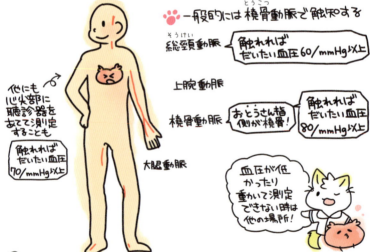

🐾 一般的には橈骨動脈(とうこつ)で触知する

- 総頚動脈(そうけい) — 触れればだいたい血圧60mmHg以上
- 上腕動脈
- 橈骨動脈 — おとうさん指側が橈骨！ 触れればだいたい血圧80mmHg以上
- 大腿動脈 — 触れればだいたい血圧70mmHg以上

他にも心尖部に聴診器をあてて測定することも

血圧が低かったり重かくて測定できない時は他の場所！

NOTE: 脈拍数と心拍数はほぼ同じだけど、脈拍は不整脈があったりすると触知されないため、少ないときもあるよ。

サイン❹ 呼吸 — 呼吸の確認ポイント

- 呼吸回数
- 深さ
- リズム
- 呼吸音
- 姿勢（起坐呼吸）
- 胸郭の動き（胸が呼吸に合わせて上下するか、左右差はあるか）
- 随伴症状の有無：呼吸困難感、チアノーゼ、喘鳴

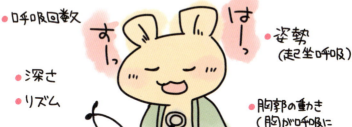

血中の酸素が足りない！ → 青紫色になる（チアノーゼ）

基準値

	新生児	乳児	幼児	学童	成人
	40〜60	30〜40	20〜30	18〜20	12〜20

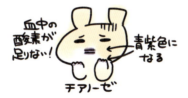

ナースきほんメモ

呼吸数測りますね！と言うと意識して正確な値が出ないので注意。

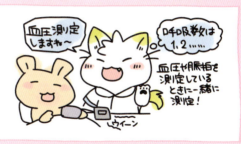

血圧測定しますね〜 / 呼吸数は1、2……

血圧や脈拍を測定しているときに一緒に測定！

急変対応をがんばるヒント

キラーシンプトムを知ろう！

→ 急変に結びつく危険な兆候のこと

ソッコーで確認！

呼吸の異常

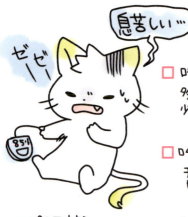

- ☐ 訴え
  「息苦しい…」
- ☐ 呼吸回数
  多い >24回/分〜
  少ない <〜10回/分
- ☐ 呼吸パターン
  チェーンストークス
  ビオー など
- ☐ パルスオキシメーターで
  O₂投与で90%以下
  O₂投与なしで85%以下
- ☐ 胸郭(きょうかく)の動き
  左右差がある
  呼吸音

外見の異常

呂律がまわらない
周囲に無関心

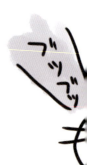

キラーシンプトンを見つけたら、ほぼ急変してるってこと。

1章 ナースの基本／急変対応をがんばるヒント

★できるナースは**迅速評価**がすごい！★

数秒で観察からアセスメントまでを行うこと

異常は早期の対応が大切！

意識レベルの低下
苦しそうにしている
興奮
極度の不安
もうろうとしている

循環の異常

□ 脈拍が弱い

脈拍数
　多い＞100回/分～
　少ない＜～60回/分

□ 末梢循環不全
　CRT（爪床圧迫テスト）
　2秒以上

つめを押して赤く戻るまでの時間

□ ショックの徴候
　顔面,皮膚蒼白
　冷汗,冷感
　など

SBARで人を動かそう！

→ 患者さんに何が起きているかを伝える
　コミュニケーション技術

＼まず／

Identify（名乗る）

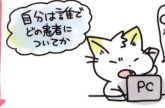

（自分は誰で どの患者についてか）

「○○病棟看護師〜です
×/△に「疾患」で「術式」を
した〜さんについてです」

← カルテや検査データなど
　わかるものを用意

Situation（状況）

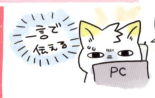

一言で伝える

「ショック状態を呈しています」

・大量に下血しています
・意識レベルが低下です
・ろれつがまわりません
・マヒが出ています

Background（背景, 経過）

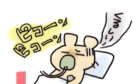

・サマリー（経過、いつから異常なのか）
・バイタルサイン
・訴え
・その他の観察した情報

手短に！

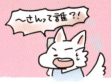 〜さんって誰?!
ドクターは担当患者がたくさんいたり、主治医の代わりに当直していることもあるので、パッと言われても分からない！

Assessment（評価）

自分の評価を述べる
「ショックと考えます」
※ドクターではないので診断はできない ←大切
「〜かもしれません」
「〜の可能性があります」と伝える

Request / Recommendation（提案・要請）

「すぐにいらしてください」
何をしてほしいのか
「だから何」にならないように！

Confirm（確認）

/そして/
「Vラインが入っていないので入れます！」
医師から指示をもらう
OK!入れよう！

褥瘡は予防と観察がカギ!

褥瘡のできやすい条件を知ろう!

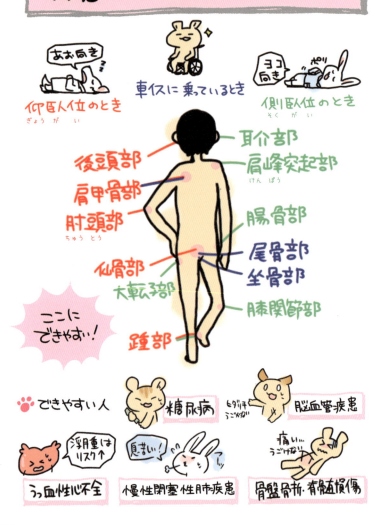

褥瘡のヤバさで治療が変わってくるから
しっかり確認したい。

ブレーデンスケールで危険度チェック！

→ 褥瘡ができやすい人をピックアップしてみんなで予防するためのツールのこと

評価項目は6つ！ (各1〜4点)

🐾 摩擦とズレのみ1〜3点

知覚の認知

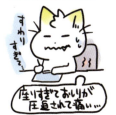

座りすぎておしりが圧迫されて痛い…

湿潤

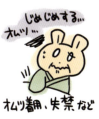

オムツ着用、失禁など

活動性

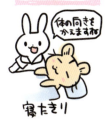

寝たきり

可動性

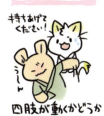

四肢が動くかどうか

栄養状態

絶食中または食欲不振

摩擦とズレ

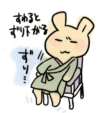

1章 ナースの基本／褥瘡は予防と観察がカギ！

褥瘡ができたらヤバさを確認！

NPUAP分類で深さを判定

DTI：深部組織損傷疑い

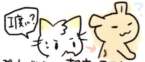

発赤がない、軽度の褥瘡に見えても深部で損傷しているかもしれない

ステージⅠ

Ⅰ度とも言ったり

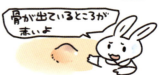

骨が出ているところが赤いよ

持続する発赤

ステージⅡ

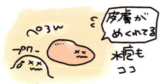

皮膚がめくれてる
水疱もココ

真皮までの損傷

ステージⅢ

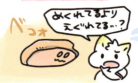

めくれてるよりえぐれてる…？

皮下組織までの損傷

ステージⅣ

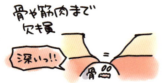

骨や筋肉まで欠損
深いっ!!

皮下組織を越える損傷

判定不能

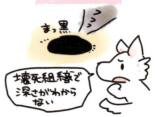

まっ黒
壊死組織で深さがわからない

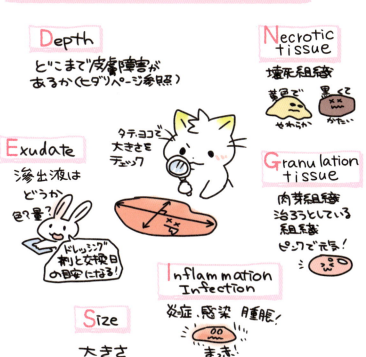
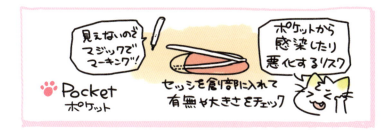

注射へっぽこ講座

針のサイズ（G）と色をチェック！

注射針

G	色
18	ピンク
19	クリーム
20	黄
21	深緑
22	黒
23	deep blue
24	medium purple
25	オレンジ
26	茶
27	グレー

←太い　　　　　　　　　　　細い→

注射法による違いをチェック！

皮内注射は浅く刺すのでプクッとする
ほぼ平行

皮内注射 26・27G
- 5〜15°で表皮に刺す
- ツベルクリン反応など検査のときに行う

ペンタイプのインスリン注射は90°の直角で刺すよ！

皮下注射 24〜27G
- 10〜30°で皮下組織に刺す
- インスリン、予防接種などで行う

	効果が現れるスピード・持続時間	針の深さ・刺す深さ
←	遅い・長い	
←		細い・浅い

用途に合わせた針を、
すぐに用意できるようになるのがきほん。

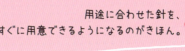

1章 ナースの基本／注射へっぽこ講座

数が大きいほど細くなる

針のサイズと色は国際的に統一されているので覚えておくと「輸血したいけど今24Gつかってるから留置しなきゃ」とすぐに分かるので便利！

末梢血管用留置針（点滴用）

18	20	22	24
深緑	ピンク	濃紺	黄

← 太い　　　　　　　　　　　　　　細い →

🐾 効果発現速度

静脈内 ＞ 筋肉内 ＞ 皮下 ＞ 皮内

深いほど速く太く

筋肉注射はブスっと垂直に。
もみもみ

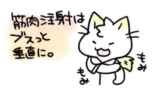

静脈内注射は注射器以外に点滴用の留置針がある

筋肉内注射 23〜25G
- 45〜90°で筋肉に刺す
- 痛み止めや予防接種などで行う

静脈内注射 21〜23G
- 15〜20°で静脈に刺す
- 造影剤や抗菌薬などで行う

効果が現れるスピード ● 持続時間　　速い・短い
針の深さ ● 刺す深さ　　　　　太い・深い

まずは全体の流れをざっとチェック!

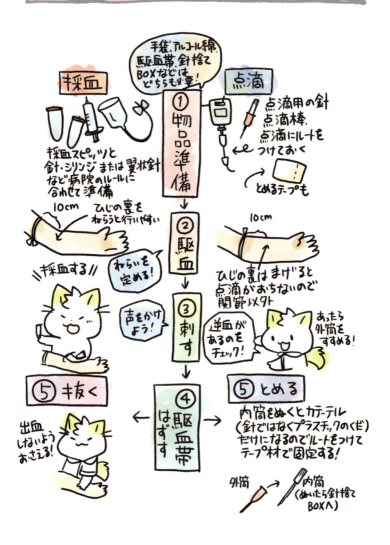

> 採血は患者さんが動くと危ないけど、点滴は針を抜いたら留置カテーテルが抜けないようにさえすれば動いてもらってOKだよ

刺入部位(しにゅうぶい)の決め方

決める前に患者さんに確認!

① アルコール、テープかぶれありますか?

あれば専用のものを使用する

② 採血がダメなところはありますか?

駆血してはいけない側をチェック
- シャント (作る予定の人も)
- 乳がんのリンパ節郭清後
- 麻痺、炎症、感染などがある

③ 利き腕はどちらですか?

(ミギです)

 なるべく利き腕と反対で
→神経にふれてしまった時に影響を受けやすい

④ 血をさらさらにするお薬は使っていますか?

血液さらさら薬など
出血や血腫になりやすい

NOTE
神経は毎回見て触れて場所を確認しよう。また、採血が苦手な人には横になってもらうこと。迷走神経反射性低血圧発作は、根性では防げないよ!

採血の流れをチェック！

① 刺す
② 採血スピッツをつなげる または シリンジで血をとる
③ 駆血帯はずす
④ 血管をおさえながら針をぬく
⑤ 数分、血がとまるまでアルコール綿やバンドで刺入部位をおさえる

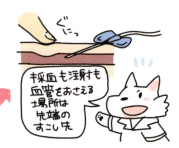

採血も注射も血管をおさえる場所は先端のすこし先

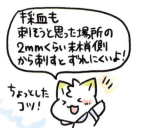

採血も刺そうと思った場所の2mmくらい末梢側から刺すとずれにくいよ！

ちょっとしたコツ！

MEMO

🐾 偽性高カリウム血症について

クレンチング
駆血して グー・パー、つよくにぎる

ハンドグリップ
2分以上強くにぎる

たたく

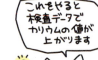
これをやると検査データでカリウムの値が上がります

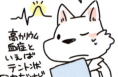
高カリウム血症といえばテントT波だけど

あせって駆血帯をはずさずに針を抜くと血が吹き出ちゃうから注意！ また内出血することもあるから刺入部位はしっかり押さえて止血しよう！

点滴の流れをチェック！

1. 刺す
2. バックフローで留置カテーテルを血管内にすすめる
3. 駆血帯はずす
4. 血管をおさえてガイド針をぬく
5. 点滴をつなげる
6. 固定する

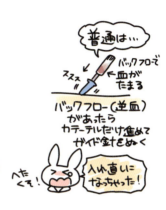

正しい位置と深さに刺すコツ

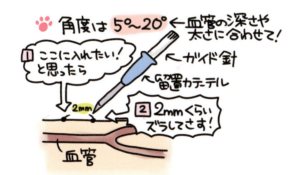

点滴は針で行う場合もあるので、その際はシーネなどで固定して、絶対に動かないようにしよう。

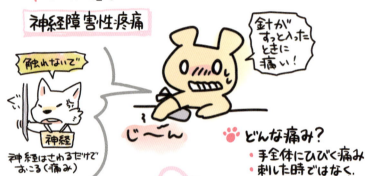

人によって神経や血管の走行は違うけれど、安全に穿刺するために基本の場所を覚えておくことが大切！

1章 ナースの基本／注射へっぽこ講座

神経の走行を覚えよう！

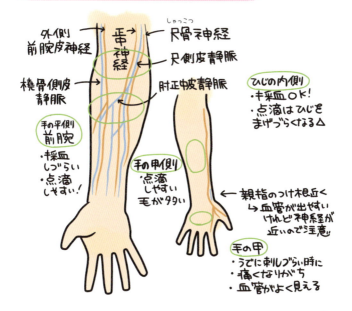

- 外側前腕皮神経
- 正中神経
- 尺骨神経
- 尺側皮静脈
- 橈骨側皮静脈
- 肘正中皮静脈

ひじの内側
・採血OK！
・点滴はひじをまげづらくなる△

手の平側 前腕
・採血しづらい
・点滴しやすい！

手の甲側
・点滴しやすい
・毛が多い

← 親指のつけ根近く
↳ 血管が出やすいけんど神経が近いので注意!!

手の甲
・うでに刺しづらい時に
・痛くなりがち
・血管がよく見える

覚え方　末梢神経麻痺（まっしょうしんけいまひ）

上記の神経はキズつくと特徴的な手のカタチをするよ。合わせて頭に入れよう！

正中神経
橈骨神経
尺骨神経

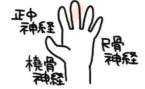

わしゃ・
ワシ
鷲手＝尺骨神経
がしっとつかむような

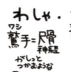

加藤・
カトウ
下垂手＝橈骨神経
だらーんと下に

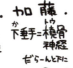

正に猿
サル
猿手＝正中神経
チョキのような

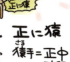

採血の検査データ

基準値。だいたいの値は覚えよう！

白血球（WBC）

基準値　3500〜9000/μL

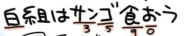覚え方　白組はサンゴ食おう
　　　　　　　　３５　９０

感染や炎症などに関係している

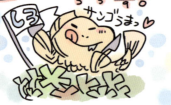

赤血球（RBC）

基準値　400万〜550万/μL
　　　　（男の方が多いよ）

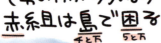覚え方　赤組は島で困る
　　　　　　　　千と万　５と万

120日生きる！
酸素を運んでくれる

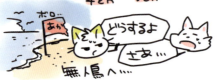

NOTE　血液検査の基準値は測定機械によって変わるけど、だいたいの値を覚えておけば異常があるときにすぐわかる！

どんな検査でも使う項目は覚えておくと
看護がスムーズ！

1章 ナースの基本／採血の検査データ

ヘモグロビン (Hb)

基準値 14〜18g/dl（男）

赤血球の中の赤い子(Hb)の量

覚え方 <u>医師</u>になったら<u>ヘモ</u>に。
　　　　 14　　　　「イヤだな…」
　　　　　　　　　　　18

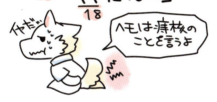

ヘモは痔核のことを言うよ

ヘマトクリット (Ht)

基準値 男 40〜50%
　　　　 女 35〜45%

血液の中にいる赤血球の容積の割合
半分いかないくらい

赤血球関連は女性のほうが少ない！

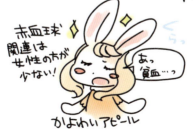

あっ貧血…っ

かよわいアピール

このページの数値はどの値も男性のほうが多いよ。

血小板（PLT）

基準値 15〜35万/μL

覚え方 <u>イチゴ</u>の<u>巫女</u> 板で血を止める
　　　　　15　　35　　　止血に関係する

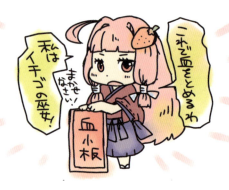

C反応性蛋白（CRP）

基準値 <0.3 mg/dl〜

組織がダメージをおっている
時に上昇、感染、炎症など

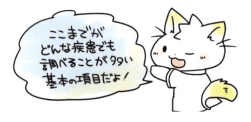

ここまでが
どんな疾患でも
調べることが多い
基本の項目だよ！

その他の検査項目

栄養足りてるかな？と思ったらこの項目

総蛋白 (TP)

6.5〜8.0 g/dL
トップはロゴからやれ
 TP   6.5   8.0

低下していると
浮腫や褥瘡が
起こることも…！

ホームページへようこそ！
USAMI

トップページできました！
いやは？
誰がロゴだけやれと？！

他にも
肝臓や
腎臓(系球体)
が障害されると
低くなるよ！

アルブミン (Alb)

4.0〜5.0 g/dL
アルブミンの仕事はむくみ予防
 4 5

おしっこ出てない？と思ったらこの項目

血中尿素窒素 (BUN)   8〜20 mg/dL
蛋白質からできたゴミ
尿で外に出る

血清クレアチニン (Cr)   男 0.5〜1.0 mg/dL
女 0.4〜0.8 mg/dL
↑この値より高いと
腎機能障害！

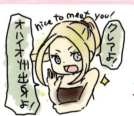
nice to meet you!
オハイオ州出身よ！
クレアよ！

オハイオ州のクレア
 0.8と1.0   クレアチニン

肝臓に何かある時はこの項目

肝機能

- AST　　10~35 U/L　　肝臓に多い酵素
- ALT　　5~30 U/L　　ダメージをおうと上昇

  > ASTは心筋にも多いのがポイント

- 総ビリルビン (T-Bil) 0.2~1.2mg/dl
  　　D-BilとI-Bilを合わせた値

  - 直接ビリルビン (D-Bil) < 0.4mg/dl
    　　黄色い。黄疸の原因
    　　水にとける

  - 間接ビリルビン (I-Bil) < 0.8mg/dl
    　　血中でアルブミンと結合
    　　水にとけない

覚え方　黄色い方は直接押して！
　　　　　　黄疸　　　直接ビリルビン　0.4

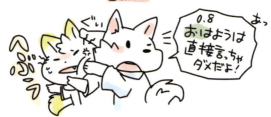

0.8 おはようは直接言っちゃダメだよ！

不整脈や意識障害があったらチェック！

電解質など

少ない量で大切な物質

- ナトリウム (Na) 135〜145mmol/L　塩分のひとつ
- カリウム (K) 3.5〜4.5mmol/L　高いと心停止のリスク
- クロール (Cl) 100〜110mmol/L　酸塩基平衡に関係
- カルシウム (Ca) 8.5〜10.0mg/dl
- 鉄 (Fe) 40〜180μg/dl　貧血といえば
- リン (P) 2.0〜4.0mg/dl　ビタミンDと関係あり

覚え方

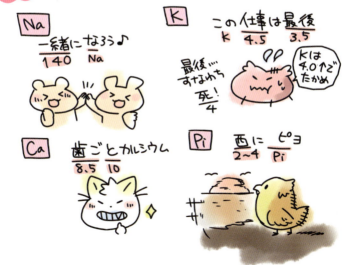

Na 一緒になろう♪ 140 / Na

K この仕事は最後 K / 4.5 / 3.5　最後…すなわち死！/4　Kは4.0↑でたかめ

Ca 歯ごとカルシウム 8.5 / 10

Pi 西に ピヨ 2〜4 / Pi

:::: これが高かったら明らかに病気?!

- CK（クレアチンキナーゼ）
  3種類ある。上昇した項目で
  障害された部位がだいたいわかる
  CK-MM 筋・骨格（筋ジストロフィーで↑）
  CK-BB 脳（脳梗塞など）
  CK-MB 心筋（急性心筋梗塞で↑）

- アミラーゼ　膵臓の酵素、膵炎などで↑

- アンモニア（NH_3）　50μg/dL 未満

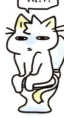

本当は尿で出てほしいのに
肝臓が悪いと血中にとどまる
→ 肝性脳症 が起こる

まずはだいたいの値を覚えて
明らかにヤバイ！という数値を
頭にたたき込もう！

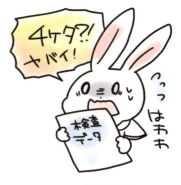

筋ジストロフィーだと CK-MB が上昇することもあるよ。

ここに載せている検査項目は、国試に出るところを中心にした
ほんの一部なので、必要なものをここに加えよう！

1章 ナースの基本／採血の検査データ

ショックを知らないのショックだ…

症状は「5P」で覚えよう

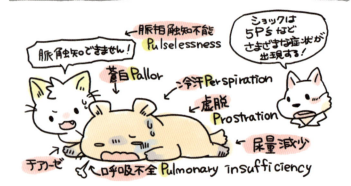

種類を知って緊急時に対応せよ

その❶ 心原性ショック

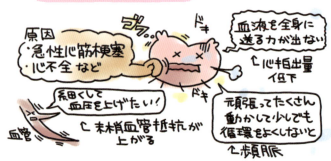

ショックはほっとくと死んじゃう究極の状態。
原因究明急げ！

その❷ 心外閉塞・拘束性ショック

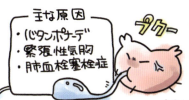

主な原因
・心タンポナーデ
・緊張性気胸
・肺血栓塞栓症

心臓は元気なのに周りが調子よくないので全身に血流がいかない

心原性と同じで心拍出量が減少するショックだけれど心臓以外が原因なのがポイント！

その❸ 循環血液量減少性ショック

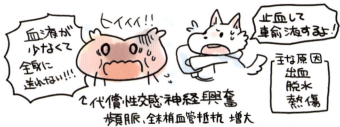

血液が少なくて全身に送れない！！！

止血して輸液するよ！

主な原因
出血
脱水
熱傷

↑代償性交感神経興奮
頻脈、全末梢血管抵抗増大

動脈にも静脈にも血液が少ないので中心静脈圧は低くなる

ショックは血圧が下がって末梢循環が著しく障害される、生命の危険もある状態。
状態の把握が大事だから、種類と原因を知っておこう！

その④ アナフィラキシーショック

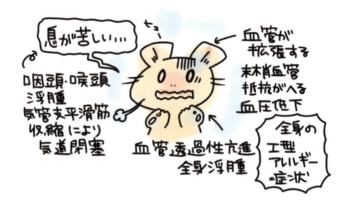

その⑤ 敗血症性(はいけっしょうせい)ショック

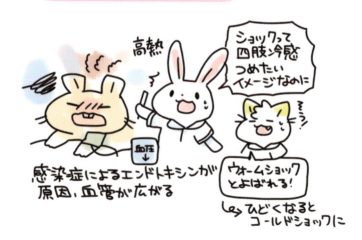

その⑥ 神経原性ショック

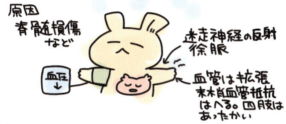

原因
脊髄損傷
など

迷走神経の反射
徐脈

血圧↓

血管は拡張
末梢血管抵抗
はへる。四肢は
あったかい

MEMO

🐾 ショックになると起こりやすい！

❶ MODS (多臓器不全症候群)

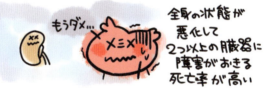

もうダメ…

全身の状態が
悪化して
2つ以上の臓器に
障害がおきる
死亡率が高い

❷ DIC (播種性血管内凝固)

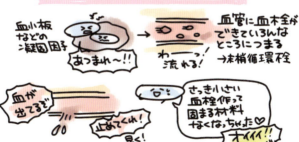

血小板
などの
凝固因子

あつまれ〜!!

血管に血栓が
できていろんな
ところにつまる
→末梢循環不全

わーっ
流れる！

血が
出てるぞ

止めてくれ！
早く！

さっき小さい
血栓作って
固まる材料
なくなっちゃた♡

オイイイ!!

全身の状態が悪化して血栓形成と出血傾向に…

夏に負けるな！熱中症と脱水

熱中症とは（意外にしんどい！）

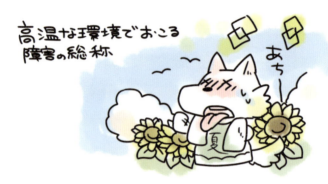

高温な環境でおこる障害の総称

熱中症はヤバさで分類

I度　熱失神

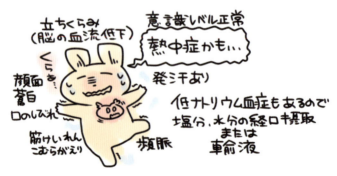

- 立ちくらみ（脳の血流低下）
- 顔面蒼白
- 口のしびれ
- 筋けいれん、こむらがえり
- 意識レベル正常
- 熱中症かも…
- 発汗あり
- 頻脈
- 低ナトリウム血症もあるので塩分、水分の経口摂取または輸液

I度の熱失神は「熱けいれん」とも言うよ！また、I度を総称して「熱ストレス」とも言うんだ。

熱中症と脱水からショックになったりするよ！
気をつけて。

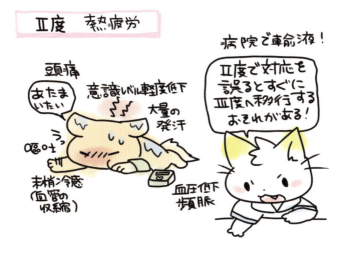

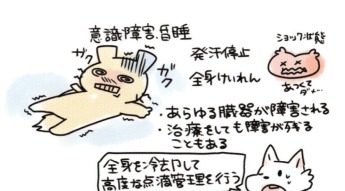

脱水とは

「水分がなくなるだけじゃない」

Naや水がなくなることによって生じる体の異常

出血や下痢などあつい時以外でもおこるよ！

- 水分がない！ → 高張性脱水
- どっちもない → 等張性脱水
- Naがない！ → 低張性脱水

脱水は何がなくなってるのかで分類

低張性脱水

Naが少ないため水分が細胞内へ移動する → 細胞浮腫による症状

えっ…？ 細胞
Naないから入るよ〜
くるしい… 細胞
細胞浮腫

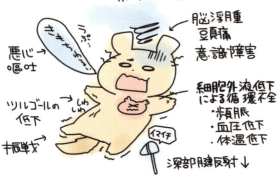

- 脳浮腫　頭痛　意識障害
- 悪心・嘔吐
- ツルゴールの低下
- 倦怠
- 細胞外液低下による循環不全
  ・頻脈
  ・血圧低下
  ・体温低下
- 深部腱反射↓
- イマイチ

原因
利尿剤の使用
腸閉塞
熱傷
addison病
など

等張性脱水

臨床ではデータや症状が混在したこのタイプがほとんど

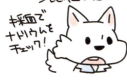

キ細血でナトリウムをチェック！

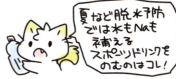

夏など脱水予防では水もNaも補えるスポーツドリンクをのむのはコレ！

高張性脱水

水が足りないので血液が濃くなる（血液濃縮）→ ヘマトクリット↑

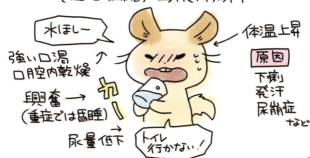

- 水ほしー
- 強い口渇／口腔内乾燥
- 興奮→（重症では昏睡）
- 尿量低下
- トイレ行かない！
- 体温上昇
- 原因：下痢／発汗／尿崩症 など

MEMO

🐾 成人の脱水時チェックする検査データ

Na以外もチェック！

- 尿量…1時間あたり(体重kg)mLくらいがキホン
  40kgの人は40mL/h。点滴の量や疾患によって目安は変わります
- 尿比重…1.010〜1.030 脱水では高値
- 尿糖(ケトン体)・BUN・Cr・Ht

やけどは熱でできた傷!

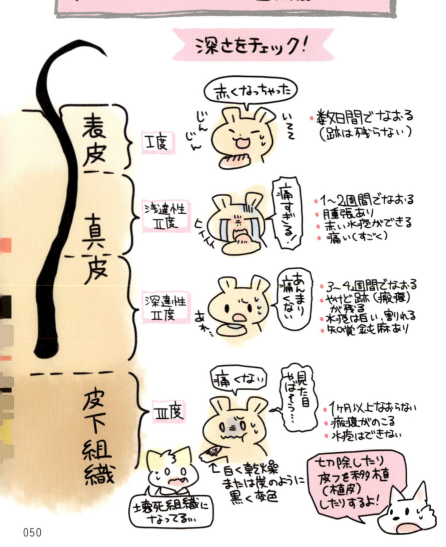

やけどと言われている熱傷は生命の危険もあるから、深さ・面積・場所の把握が大事になってくるよ。把握の方法を覚えよう！

面積をチェック！

Ⅱ度の面積が小児で10%、成人で15%以上、Ⅲ度の面積が2%以上の場合は入院して治療が必要！

気道の熱傷は気道浮腫で閉塞する可能性も

気管挿管するよ！

キツン！

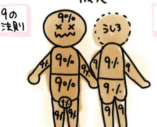

成人　9の法則

9% ×× / うしろ / 9%, 9%, 9%, 9%, 9%, 1%, 9%, 9%

小児　5の法則

15% ×× / 10, 10 / 20% / 15, 15

やけどが起きたらどうする？

1. 流水を15〜30分くらい流して冷ます
2. 水疱は割らない（割ったところから菌が入りやすくなる）

ジャーッ

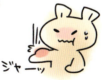

熱傷では感染症に注意しよう！

9の法則のほかに、正確な熱傷面積を出すためのLund and Browderの法則もあるよ。

出た血は全力で止める！

どれくらい血が出たらヤバイ？

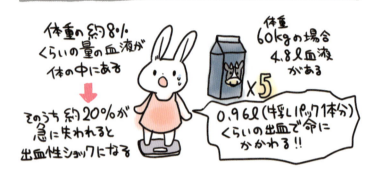

体重の約8%くらいの量の血液が体の中にある

→ そのうち約20%が急に失われると出血性ショックになる

体重60kgの場合4.8ℓ血液がある

0.96ℓ（牛乳パック1本分）くらいの出血で命にかかわる！！

出た血はどうやって止める？

圧迫を行う部位

- 耳の前
- わきの下
- ひじの内側
- ソケイ部（足のつけ根）
- ひざの裏側

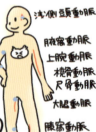

浅側頭動脈
腋窩動脈
上腕動脈
橈骨動脈
尺骨動脈
大腿動脈
膝窩動脈

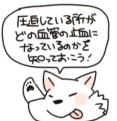

圧迫している所がどの血管の止血になっているのかを知っておこう！

動脈からの出血は大量に出ることもあるから、しっかり対応すること！ 出血の危険性と止血法を覚えよう。

3つの止血方法

直接止血法

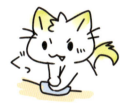

出血場所が分かるとき
血が出ている部分に
ガーゼをあてて上から強く
おさえる

間接止血法

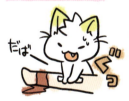

直接止血できない場合
出血している血管の
中枢側(心臓に近い側)
を圧迫する

止血帯法

出血している部分より
心臓に近い部分を
きつくしばって血流をとめる

組織が壊死するリスクが
あるので30分くらいごとに
ゆるめる

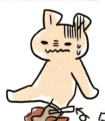

タオルなどで結び
木棒を入れてまわしてしばる

手術した人を看護する！

手術後はまずここを確認！

- 術式
- IN量（薬剤、輸液量）
- OUT量（出血量、尿量）
- バイタルサイン
- 意識レベル
- 呼吸（酸素投与）
- 循環（心電図）

出た水分 入った水分を バランスというよ！

- 疼痛、せん妄
- 創部
- 挿入物 など

キズや挿入物 ポイントを図にするとわかりやすい

CV　E3V5M6　O2 5ℓ　Vライン　胸腔ドレーン　尿 50mℓ/h

手術後はこんなふうに回復する MOOREの分類で過程をチェック！

第1相　傷害期（異化期）　術後〜2,3日

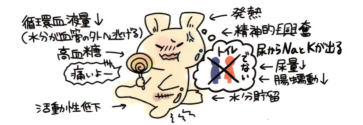

循環血液量↓（水分が血管の外へ逃げる）
高血糖→
痛いよー
活動性低下→

←発熱
←精神的興奮
尿からNaとKが出る
トイレでない ←尿量↓
←腸蠕動↓
←水分貯留

手術の回復状態をよくみて正常かどうかチェックしよう。

第2相　転換期（異化〜同化）　術後3〜5日（1〜3日続く）

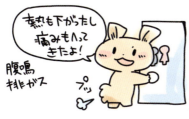

腹鳴・排ガス

内分泌反応
循環動態
※精神状態の安定化
利尿期（リフィリング期）
→ 点滴した分、尿が出てNaとKが正常化

第3相　同化期（筋力回復期）　術後6日〜数週間

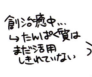

創治癒中…
→たんぱく質はまだ活用しきれていない

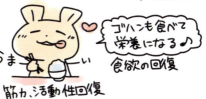

ゴハンも食べて栄養になる♪
食欲の回復
筋力、活動性回復

第4相　脂肪蓄積期　〜数ヶ月

女性では月経・排卵が再開

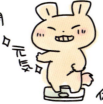

筋肉の再生
脂肪組織の修復
体重増加

異化は食べ物を分解して簡単な化合物に変えてエネルギーを取り出す過程、同化は食べ物の消化物を組織内に取り込むことだよ。

手術のキズはどうやって治る？

❶ 組織損傷　キズができてすぐ

他にも滲出液や出血の状況もみる！

☆炎症の四徴をチェック！
①発熱　②発赤　③腫脹　④疼痛

❷ 血液凝固期（止血期）　キズができて5〜6時間

炎症細胞が集まる・血管が一時的に収縮
きゅ〜
血小板・白血球が大活躍！
止血を助ける！

❸ 炎症期　キズができて3日間

一次治癒：
- 血管が拡張し、透過性亢進 → 痛い！
- 腫脹する、赤くなる
- 疼痛

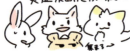
サイトカイン
ヒスタミン
などの放出

❹ 増殖期　3日〜2週間

二次治癒：血管新生
肉芽組織ができる
　↳線維芽細胞や
　コラーゲン合成

コラーゲン

赤くて硬い、ハリがある
イヤッ
赤みがうすいブヨブヨは不良肉芽かも。

❺ 成熟期（再形成期）　2週間〜

肉芽組織が瘢痕組織に変化

キズ痕になってしまった

- いらない血管消失
- 跡ができる
- 見た目が安定化

これがあると治りが遅くなる！

全身的なもの

- □ 心不全などの循環器疾患（低血圧など）
- □ 呼吸器疾患（喫煙）
- □ 低栄養
- □ 糖尿病

- もともとの血流障害
- 白血球の遊走能↓ 好中球の機能↓
- 殺菌力低下、易感染状態

- □ 感染、ステロイド使用など

局所的なもの

- □ 浮腫
- □ 過度の消毒
- □ 乾燥
- □ 不適切な圧迫
- □ 異物（ドレーンなど）
- □ 出血（血液さらさら薬の使用は？）

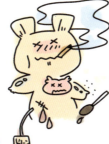

新しい細胞が増えるには血流が必要
　↳ 血流が悪くなる要素が 創傷治癒遅延 につながる

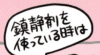

RASSで状態がわかる!

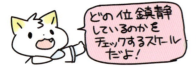

人工呼吸器を使用しているときは鎮静剤などで苦痛を和らげる。患者さんが全く起きないのも人工呼吸器を使い続けなくてはならなくなったりするので適切に管理する必要がある

RASSの評価を知りたいときは…

RASS +4〜0までチェック

Step 1
30秒間視診

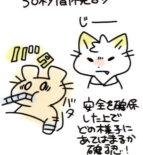

安全を確保した上でどの様子にあてはまるか確認!

Step 2
RASS -1以下の場合

① 呼びかける（目を開けてください）

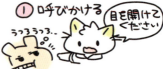

② 10秒間アイコンタクトがとれるか観察

③ RASS -4以下のときは肩をゆすったり胸骨をさする

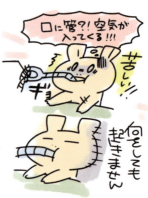

RASSスコア

1章 ナースの基本／手術した人を看護する！

スコア		
+4	好戦的な	なぐってやる!!!
+3	非常に興奮した	チューブ抜きたい!!
+2	興奮した	ファイティングしてる！人工呼吸器と自分の呼吸がぶつかる
+1	落ち着きのない	もぞもぞ
0	意識清明な	起きてる？
-1	傾眠状態	目はあいてるな
-2	軽い鎮静状態	10秒もあかない
-3	中等度鎮静	目あけて下さい！目が合わない
-4	深い鎮静	おやすみした！
-5	昏睡	何してもダメだ…

ここで管理するのがベスト：0、-1、-2

はじめましてのがん看護

主ながんの種類と特徴

種類	危険因子	ポイント
喉頭(こうとう)がん	タバコ、飲酒	
食道がん	肥満、熱い食べもの、タバコ、飲酒	バレット食道 食道アカラシア など
胃がん	ヘリコバクターピロリ菌、タバコ、飲酒 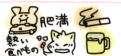	
大腸がん	肉のとりすぎ、運動不足、飲酒、タバコ 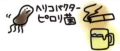	がんの死亡率 女性NO1 
肝がん	タバコ、飲酒、運動不足 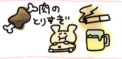	B型、C型肝炎でおこりやすい 肝細胞がんが多い 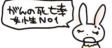
膵(すい)がん	タバコ、運動不足	肝臓への転移多い 膵頭部がん多い 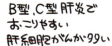
肺がん	アスベスト 石綿 肺がんと言えばコレ！ タバコ	がんの死亡率 男性1位 タバコすう人が多いからネ！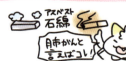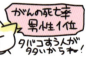

がんで入院されている患者さんはとても多い。
いい看護をしたい。

1章 ナースの基本／はじめましてのがん看護

種類	危険因子	ポイント
乳しがん	家族歴がある	
子宮頸がん	HPV感染 🚬 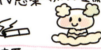 カリフラワー型いぼ	HPVウイルスは性行為感染症で伏(尖圭コンジローマ)を生じることも
子宮体がん	出産歴なし 閉経がおそい 肥満	子宮頸がん 子宮体がん は初期は無症状が多い 検診
膀胱がん	🚬	
甲状腺がん	放射線 ヨウ素欠乏or過剰	
皮膚がん	紫外線、放射線	
白血病	放射線 HTLV-1感染 遺伝子異常	

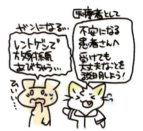

ガンになる…
レントゲンで放射線あびちゃう…

医療者として
不安になる患者さんへ
受けても大丈夫なことを説明しよう！

がんに効く薬の話

がんの薬といえばこれ！

抗がん剤 ─┬─ 細胞傷害性抗がん剤
　　　　 └─ 分子標的薬

細胞傷害性抗がん剤は正常な細胞にも影響があるため多くの副作用が発現する

分子標的薬は決まったがん細胞に作用するので正常な細胞への影響は少ない
☆薬剤特有の副作用あり！

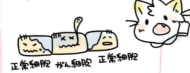
正常細胞 がん細胞 正常細胞　　正常細胞 がん細胞 正常細胞

その他

ホルモン薬	乳がん、前立腺がん、子宮がんなどのホルモン依存性腫瘍に使用
BRM	免疫細胞を助けてがん細胞を抑える 抗がん剤やほかの療法と併用する
サリドマイド	多発性骨髄腫のときに使用

MEMO

- 多くの薬剤で貧血や肝腎毒性がある
- 血管外うっ出に注意。
  → 「点滴がもれた」状態。
  抗がん剤は血管外に出ると危険！

抗がん剤の主な副作用

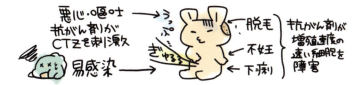

悪心・嘔吐 → 抗がん剤がCTZを刺激
易感染 →
脱毛
不妊
下痢
→ 抗がん剤が増殖速度の速い細胞を障害

抗がん剤の副作用はどんな感じ？
NCI-CTCAE（有害事象共通用語基準）

正常　有害事象が観察されない／検査値が正常範囲

Grade 1 軽度　＝症状がない／検査の異常　治療を要さない

Grade 2 中等度　最低限で局所的　内服や軟膏などの非優襲的治療を要する

Grade 3 高度　顕著な症状があり　入院、手術、輸血などの優襲的な治療を要する

Grade 4 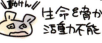 生命を脅かす／活動不能　循環動態に影響がある合併症　集中治療を要する

Grade 6 有害事象による死亡

CTZは化学受容器引金帯のことだよ。

がんの痛みをどうにかする！

一番痛い！

がんは痛みをなくすことが大切！

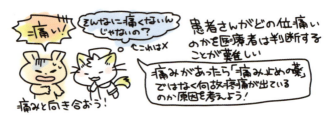

痛い！ / そんなに痛くないんじゃないの？ ←これは×
痛みと向き合おう！

患者さんがどの位痛いのかを医療者は判断することが難しい

痛みがあったら「痛み止めの薬」ではなく何故疼痛が出ているのか原因を考えよう！

🐾 WHO方式がん疼痛治療法で適切な鎮痛剤を使うことで痛みはほぼなくせるんだよ

鎮痛薬の種類

| 非オピオイド鎮痛薬 NSAIDs（P66をチェック）アセトアミノフェン | オピオイド 麻薬性鎮痛薬 など（→次ページ） | 鎮痛補助薬 抗うつ薬やステロイドなど 併用して使う！ |

疼痛薬使用の5原則　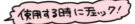使用する時にチェック！

① by mouth ② by the clock ③ by the ladder ④ by the individual ⑤ attention to detail

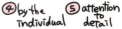

なるべく経口摂取

時間を決める

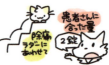
除痛ラダーにあわせて / 患者さんに合った量 2錠

細かい配慮 大丈夫でちゅ

NOTE

疼痛は「すごく痛い」ってこと！ 痛みの評価には、11段階評価のNRSや10cmの線で患者さんに示してもらうVASなどのペインスケールを使うよ。

「痛くない」をつくる オピオイド

オピオイドは麻薬性鎮痛薬や関連したものの合成鎮痛薬

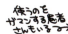
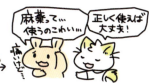

使うのをガマンする患者さんもいる→

オピオイドの副作用

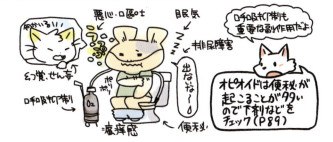

悪心・口嘔吐／眠気／排尿障害／便秘／呼吸抑制／幻覚・せん妄／倦怠感

口呼吸抑制も重要な副作用だよ

オピオイドは便秘が起こることが多いので下剤などをチェック（P89）

オピオイド管理について

オピオイドは麻薬なので管理は麻薬管理者が行う

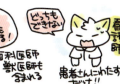

薬剤師：金庫管理！

医師：管理も施用もできる！　都道府県知事からの免許　←歯科医師、獣医師も含まれる

看護師：どっちもできない！患者さんにわたすだけ!!

⚠ ペンタゾシンは非麻薬性鎮痛薬だけど麻薬と同じように管理

日付、使用状況を記録！残ったものや空アンプルもすてずに管理!!

「除痛ラダー」は痛みの強さによる鎮痛薬の選択と鎮痛薬の段階的な使用法を3段階で示すものだよ。

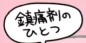

NSAIDs（非ステロイド性抗炎症薬）

NSAIDsはどう効く？

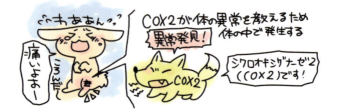

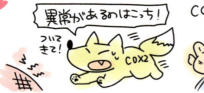
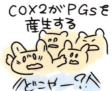

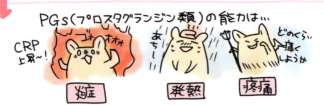

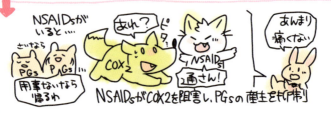

NSAIDsにはロキソニン（ロキソプロフェン）やボルタレンなどがあるよ。

NSAIDsを使うときのポイント！

NSAIDsを使うと痛みや熱がおちつくけれど
COX2を阻害しただけで痛みや熱が出る原因の
キズや体の異常をなおしたわけではない

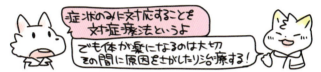

症状のみに対応することを
対症療法というよ

でも体が楽になるのは大切
その間に原因をさがしたり治療する！

NSAIDsの副作用

🐾 食道や胃の障害、腎機能低下

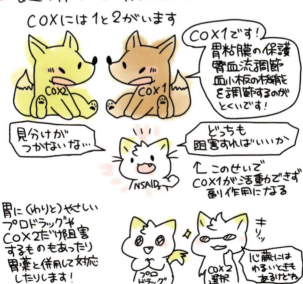

COXには1と2がいます

COX1です！
胃粘膜の保護
腎血流調節
血小板の機能
を調節するのが
とくいです！

見分けが
つかないな…

どっちも
阻害すればいいか

↑このせいで
COX1が活動できず
副作用になる

胃に(わりと)やさしい
プロドラッグや
COX2だけ阻害
するものもあったり
胃薬と併用して対応
したりします！

心臓には
ゆるいときも
あるけどね

死ぬということについて

死の三徴候とは

こんなが長くつづくと 心臓死という！

自発呼吸停止

心停止

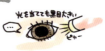
対光反射消失
瞳孔散大

脳死って何？

🐾 前提に…

原疾患の確定
↓
回復不能
深昏睡
無呼吸
器質性の脳障害

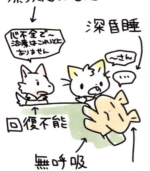

🐾 判定基準

① 深昏睡（何しても反応なし）

② 瞳孔散大（両側）

③ 脳幹反射消失（7つすべて）
1) 対光反射
2) 角膜反射
3) 毛様脊髄反射 瞳孔の大きさ化
4) 眼球頭反射 人形の頭を動かし下向くと眼はに
5) 前庭反射 頭の動きに合わせて眼がうごく
6) 咽頭反射 のどにチューブを入れるとオエッとなる
7) 咳反射 むせること

④ 平坦脳波

⑤ 自発呼吸消失

これらが6時間以上続いたら脳死！

人はどうやって死を受け入れていくのかを知って、
患者さんの心に寄り添おう。

人が死を受け入れる5ステップ

キューブラー・ロス・Eが提唱した死の受容モデル

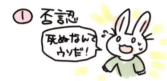
① 否認
「死ぬなんてウソだ!」

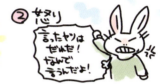
② 怒り
「言ったヤツはだれだ！なんで言うんだよ！」

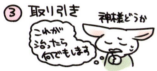
③ 取り引き
神様どうか
「これが治ったら何でもします」

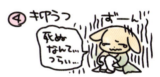
④ 抑うつ
ずーん
「死ぬなんて…つらい…」

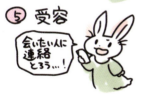
⑤ 受容
「会いたい人に連絡とろう…!」

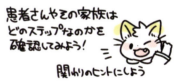
患者さんやその家族はどのステップなのかを確認してみよう！
関わりのヒントにしよう

臨死期（りんしき）の徴候 — 死ぬ前ってどんなとき？—

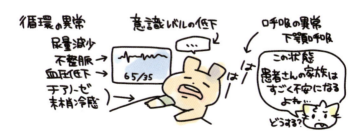

循環の異常
尿量減少
不整脈 →
血圧低下 → 65/35
チアノーゼ
末梢冷感

意識レベルの低下

呼吸の異常
下顎呼吸

この状態、患者さんの家族はすごく不安になるよね。
どうする？

Kage Column

"いつでも看護師…のはなし"

医療を勉強していると、
普段は聞かないような
たくさんの略語や用語に
出合います。
いつのまにか、
それを病院が休みの日にも
使っている自分に気づく……。
無意識のうちに
すっかり医療人に
なっているのかもしれません。

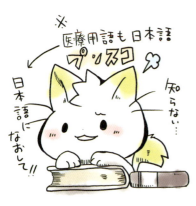

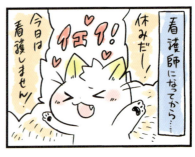

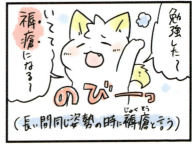

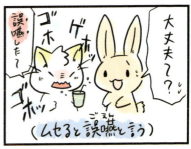

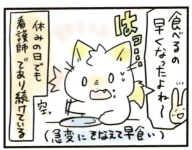

消化器
しょうかき

- 消化吸収！ もぐもぐ臓器
  〜消化器の解剖生理
- アデューうんこ
  〜便について考える
- ビタミンはこれDAKE！
- 消化器疾患
  胃切除後症候群
  虫垂炎（アッペ）

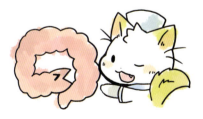

消化吸収！もぐもぐ臓器
〜消化器の解剖生理

消化管(しょうかかん)はまず場所を知る！

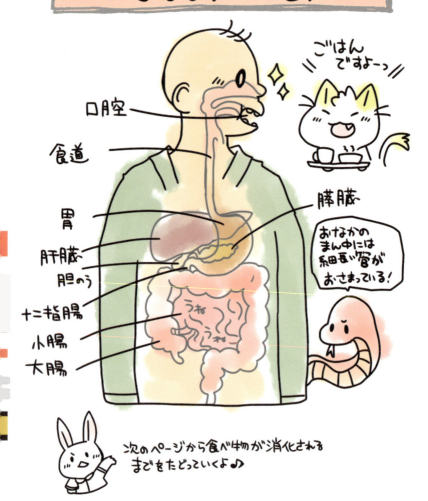

次のページから食べ物が消化されるまでをたどっていくよ♪

「消化」は食べ物の栄養を吸収しやすいように分解すること。
まずは各消化器のしくみと働きをおぼえよう！

2章 消化器／消化吸収！もぐもぐ臓器

くわしく！→ **口腔（こうくう）** まずは食べ物を かんで バラバラに！

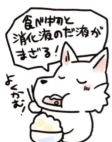
食べ物と消化液のだ液がまざる！ よくかむ！

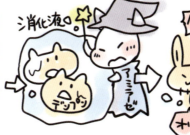
消化液○ デンプン アミラーゼ

分解 オリゴ糖です～

POINT

口腔で知っておく消化酵素はアミラーゼ！
アミラーゼ⇒デンプンをオリゴ糖に変える！

MEMO

アミラーゼは膵臓にもあるけど
しっかり噛んで口腔のアミラーゼを
活用するのが大切！

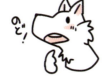
のど！ そして食べ物は咽頭へ移動！
咽頭はP84でやるよ！

酵素は体の中の化学反応を手助けするタンパク質のこと。

食道 — 食べ物を胃に運ぶ

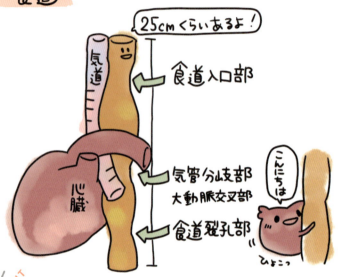

25cmくらいあるよ！
- 食道入口部
- 気管分岐部／大動脈交叉部
- 食道裂孔部

こんにちは
ひょこっ

 POINT

食道の長さと3つの狭くなっているところの名称だけは押さえておこう

消化・吸収の流れ 〜たんぱく質〜

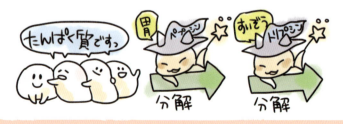

たんぱく質ですっ → 胃 ペプシン 分解 → 十二指腸 トリプシン 分解

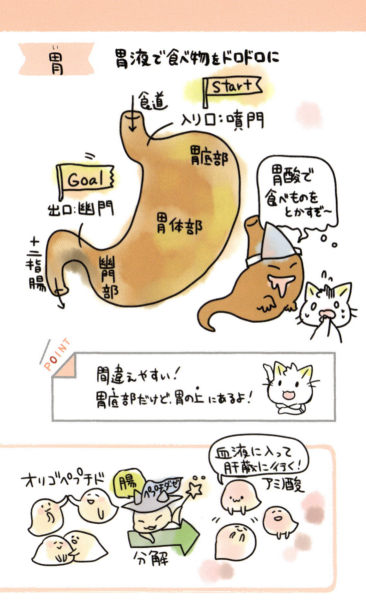

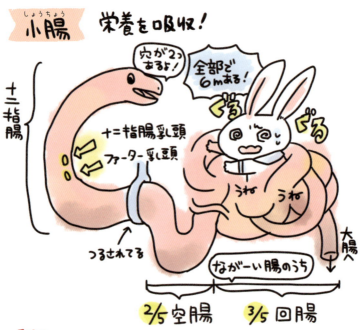

小腸 栄養を吸収！

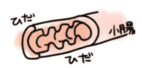
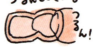

MEMO

小腸と大腸の中身の違いが分かるように写真をチェック！

- 小腸は栄養がたくさん吸収できるように中にうねうねしたヒダがあるよ

大腸 水分を吸収！

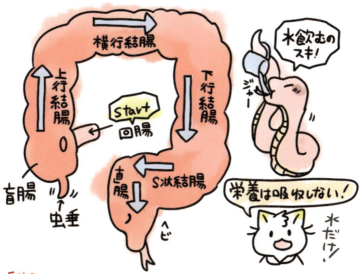

MEMO

大腸は10〜20％の水分と電解質を吸収する

大腸は動いたりする？！

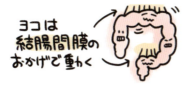

ヨコは結腸間膜のおかげで動く / タテは動かない

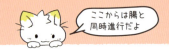

肝臓(かんぞう) 吸収した物質にいろいろしている！

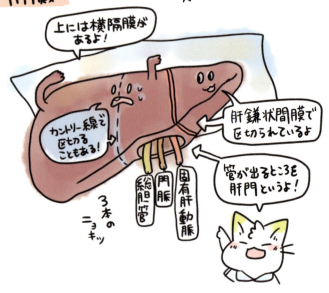

どこを手術するかは亜区域でチェック！

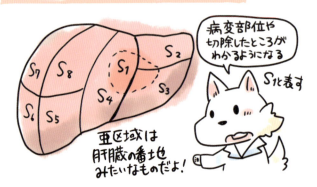

肝臓は食べ物の通る間の横で
いろいろするところなんだ

肝臓のすごいところを知る！

① 再生能力がある

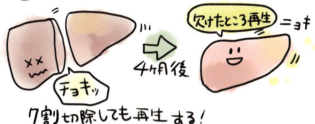

7割切除しても再生する！

② 予備能力がある！ → 耐える力(チカラ)がある

肝障害による症状が出た時は
病気がだいぶ進行している。

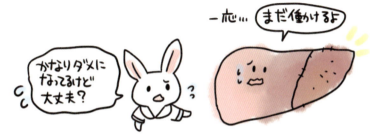

③ 代謝をする！

食べ物は各消化管で栄養として吸収しやすい別の成分に変わる。肝臓ではエネルギーのもとを蓄えたり、物質を変化させる代謝を行うよ！

❶ エネルギーをとっておく 糖代謝

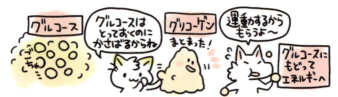

❷ いろいろできる 蛋白質代謝

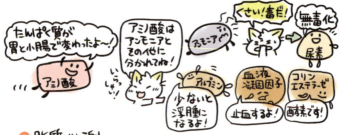

❸ 脂質代謝

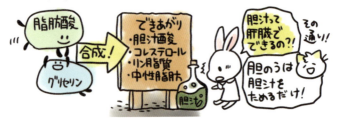

うんこの色はいろんな病気の指標になるんだよ！

> **POINT**
> 肝臓は代謝・解毒・胆汁作りが主な働きだよ！まずは代謝から覚えよう！

❹ ウンコの色付け ビリルビン代謝

間接ビリルビン → 直接ビリルビン → 尿や便へ

ほとんどは老化した赤血球

体のタトに出ないと黄疸になったりするよ！

直接ビリルビンは水にとけやすい！

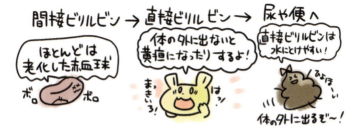

体のタトに出るぞ〜！

❺ ビタミン代謝

血中のカルシウム濃度を上げるビタミンDをあつかっているよ！

骨を強く！

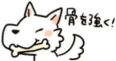

MEMO

🐾 肝臓の機能は他にもあるよ！

- 解毒
  毒素（アンモニア・薬物・アルコール）を無毒化する

- ホルモン代謝
  ホルモンを分解したり、不活性化する

膵臓 　膵液で食べ物を吸収しやすくする

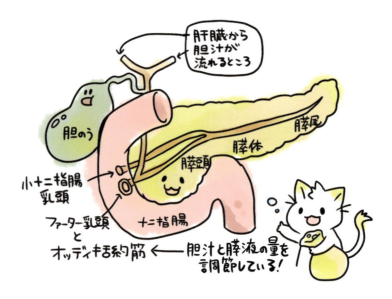

　胆のうは何もしていない！
胆のうは、胆汁をためているただの袋！
胆汁を作っているのは肝臓だよ！

膵臓（すいぞう）から出るものを覚えよう！

ホルモン

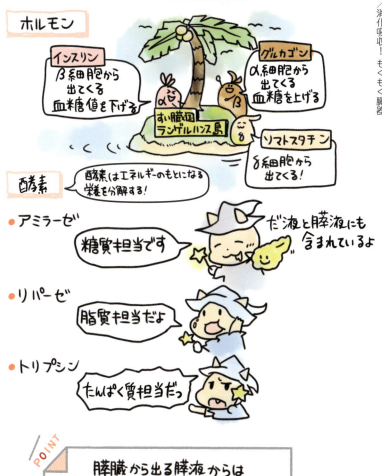

- **インスリン**：β細胞から出てくる 血糖値を下げる
- **グルカゴン**：α細胞から出てくる 血糖を上げる
- **ソマトスタチン**：δ細胞から出てくる！

すい臓国ランゲルハンス島

酵素

酵素はエネルギーのもとになる栄養を分解する！

- **アミラーゼ**
  糖質担当です
  だ液と膵液にも含まれているよ

- **リパーゼ**
  脂質担当だよ

- **トリプシン**
  たんぱく質担当だっ

> **POINT**
> 膵臓から出る膵液からはホルモンと酵素が出ている

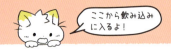

咽頭（いんとう）　食べ物を飲み込む！

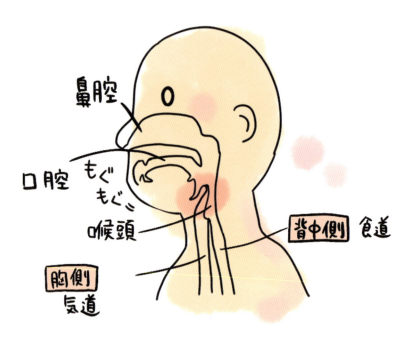

 間違えやすい！
喉頭に食べ物は通らない！
喉頭は、呼吸・発声の他に食べ物が気道に入らないようにする誤嚥防止の機能をもする！

摂食・嚥下の5期

食べ物を飲み込むときの流れを押さえよう！

① 目の前にあるものが食べ物だと分かる先行期（認知期）

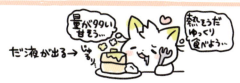

だ液が出る→

② もぐもぐしてみる準備期

食べ物を飲み込みやすい形（食塊）にするために噛み砕く

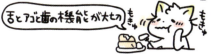

舌とアゴと歯の機能とが大切

③ ごっくんはじめの口腔期

食べ物を舌の奥に送り、咽頭へ運ぶ

舌の動きが大切！

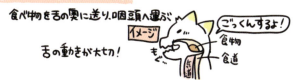

④ ムセないように…咽頭期

食塊を食道へ移動させる（気道に入らないように！）

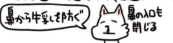

鼻から牛乳を防ぐ　鼻の入口も閉じる

⑤ 胃へ運ぶ食道期

食道のぜん動運動

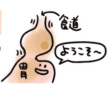

アデューうんこ
〜便について考える

便秘の種類4つ

① 腸がやる気を出してくれない 〔弛緩性便秘〕

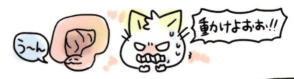

② がまんしすぎで便秘癖がついている 〔直腸性便秘〕

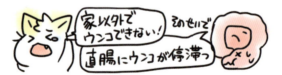

③ ストレスで腸がふるえている?! 〔けいれん性便秘〕

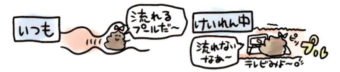

④ 腸が超せまい 〔器質性便秘〕

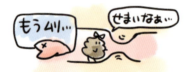

便は大腸の状態がわかる大事なもの！
便秘と下痢のしくみと薬についておさえよう！

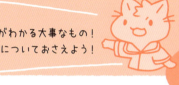

2章 消化器／アデューうんこ

便が出ない→イレウスかも…?!

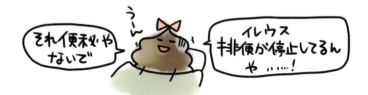

① 機械的イレウス ← 腸に物理的な障害がある

- **単純性（閉塞性）** つまりが原因

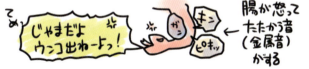

- **複雑性（絞扼性）** しめつけが原因

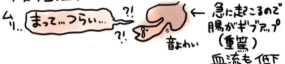

② 機能的イレウス ← 腸が動かないことによる障害

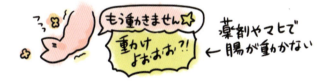

下痢の原因3つ

① 腸が水をすってくれない →水分の吸収量低下

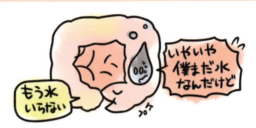

② 腸がすごく動いている →腸管蠕動運動亢進

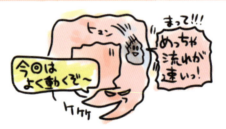

③ 腸の中が水 →腸液分泌亢進

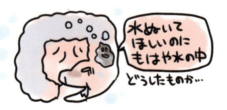

うんこについての薬をおさえよう

2章 消化器／アデューうんこ

便秘のときに使う薬 → 下剤

膨張性下剤

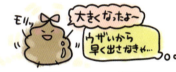

浸透圧性下剤

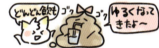

刺激性下剤

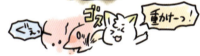

下痢のときに使う薬

止痢薬（しり）　下痢だからで使うのは✕！
→下痢の原因が菌などの
　わるいモノだったときに体に
　ためこんでしまう

（主にがんの治療の副作用に対して使ったりするよ！）

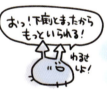

整腸剤　ビフィズス菌、酪酸菌、ラクトミン、酢酸菌、糖化菌などが薬になっている

ビタミンはこれDAKE！

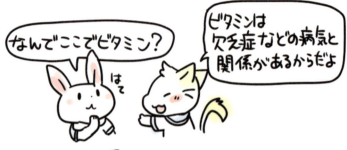

ビタミンは小腸で吸収されるから消化器で扱うよ！

ビタミンには2種類ある！

脂溶性ビタミン
DAKE
水にとけない！
あぶら！

水溶性ビタミン
B_1 B_2 B_6 B_{12} C
ナイアシン
葉酸
水にとける
とろーん

> **NOTE**　水溶性ビタミンにはほかにもビオチン、パントテン酸などがあるよ。

ビタミンは足りなくなると体に影響が出てしまうんだ。
主なビタミンの種類と欠乏症を覚えよう。

脂溶性ビタミンの覚え方

これDAKE（だけ）

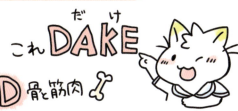

- D 骨と筋肉
- A アイ（目）
- K 血を止める
- E 細胞を守る 抗酸化作用

足りない！ 欠乏症（けつぼうしょう）になるとどうなるの？

- D くる病、テタニー
- A 夜盲症
- K 出血傾向
- E 溶血性貧血

- 水溶性ビタミンは溶けて尿と一緒に余分なものは排出される
- ビタミンDAKEは逆に体にたまるのでとりすぎは×

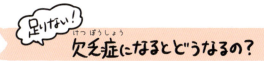

消化器疾患

胃切除後症候群

胃がんなどの理由で、手術で胃を切除したときに起こりやすいので食後に症状の出現がないかチェック！

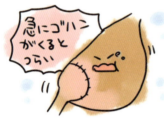

「急にゴハンがくるとつらい」

早期と後期があり、貧血や胃食道逆流症などが出現することも…

⚠ 早期、後期の違いをチェックしよう！

早期ダンピング症候群 食後5〜30分

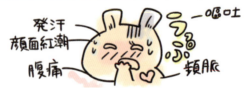

発汗、顔面紅潮、腹痛、嘔吐、頻脈

後期ダンピング症候群 食後2〜3時間

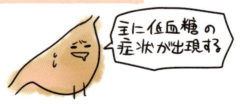

主に低血糖の症状が出現する

消化器疾患には食道がん含めいろいろあるけど、
ここでは現場でも起きやすい2つの疾患をやるよ！

2章 消化器／消化器疾患

虫垂炎（アッペ）

急に起こる激しい腹痛（急性腹症）の原因で一番多くあげられる

いわゆる「盲腸」で入院した！とか言われる疾患だけど 実際は盲腸ではなく盲腸の先端にある虫垂という部分の炎症だよ

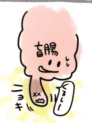

腹膜刺激症状といえばこの3つ！

❶ **筋性防御** おなかが固くふれる

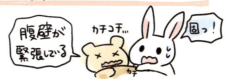

❷ **ブルンベルグ徴候**

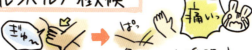

おなかを圧迫して 急に離した瞬間痛む

❸ **虫垂があるあたりに圧痛がある**

↳ 場所をチェック！　マックバーニー点　ランツ点

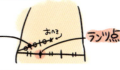

虫垂炎は、最初はおなか全体が痛いこともあるよ。

Kage Column

"内視鏡をしたときのはなし"

胃炎になったとき、
上部消化管内視鏡をやりました。
当時は消化器病棟にいたので
「患者さんがやっている
検査ができる!」と
興味津々だったのに、
鎮静剤のおかげで爆睡!
しかも起きたのは2時間後……
検査室の人も
いなくなっていました。
人それぞれというやつですね。

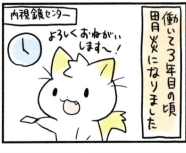

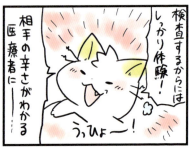

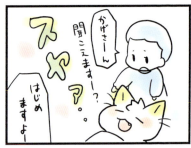

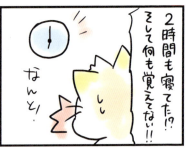

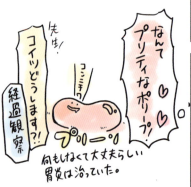

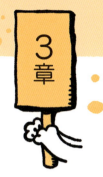

循環器
(じゅんかんき)

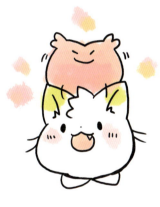

- 心臓ちゃんと血管さん
  ～循環器の解剖生理

- 心電図ヨムヨム講座

- 心臓ちゃんがつらい！
  循環器疾患
  　虚血性心疾患
  　心不全

- 元気になれ心臓ちゃん！
  循環器疾患のくすり講座

心臓ちゃんと血管さん
～循環器の解剖生理

まずは動脈の流れをチェック！

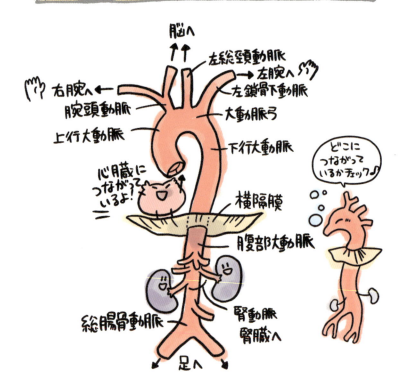

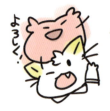

循環器の中でも特に重要な心臓について次からくわしく見ていくよ

循環器は心臓・血管・リンパ管のこと。
心臓のしくみや血液がどう流れるかをおさえよう!

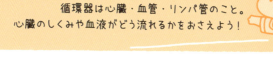

3章 循環器／心臓ちゃんと血管さん

心臓ちゃんについて知ろう!

まずは各名称を頭に入れよう!
心臓の白地図に覚えた名称を書き込んでいこう!
大動脈弓から3つにわかれる動脈がポイントだよ

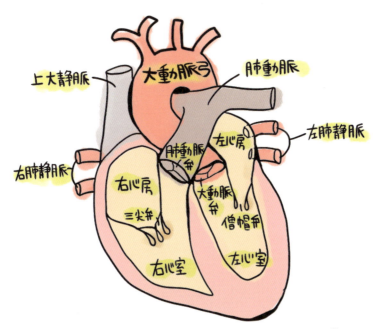

わかりやすいように心肥大に
なっております……

体循環と肺循環を覚えよう！

🐾 それぞれの押さえるべきポイントはこちら！

体循環のポイント
①は全身へ血液を送り出すので一番筋肉がある

肺循環のポイント ⑩と⑫に注意
⑩は動脈なのに静脈血が流れている！

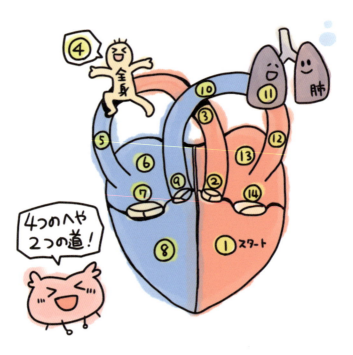

4つのへや 2つの道！

体循環の流れ

①左心室→②大動脈弁→③動脈系→④全身→⑤静脈系→⑥右心房→⑦三尖弁

肺循環の流れ

⑧右心室→⑨肺動脈弁→⑩肺動脈→⑪肺→⑫肺静脈→⑬左心房→⑭僧帽弁

MEMO

🐾 **AHA分類**：冠動脈は心臓にとって大切な血管なので番号がついているよ！

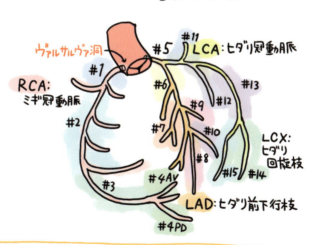

ヴァルサルヴァ洞は大動脈のスタート地点のふくらんでいるところのこと。

心電図ヨムヨム講座

心電図の基本波形をヨムヨム講座

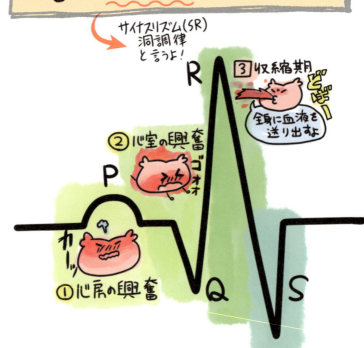

心電図はココを押さえてから見てね

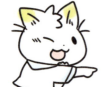

PQRST(U)の場所を覚える！

どこで心臓が収縮、拡張しているのか
刺激伝導系を頭に入れる
心電図のマス目 (特にヨコ)
0.04秒
1mm / 1mm 0.1mV

心電図は心臓の収縮の時間的変化を波の形で表したもの。
基本的な見方と不整脈の見分け方を覚えよう！

3章 循環器／心電図ヨムヨム講座

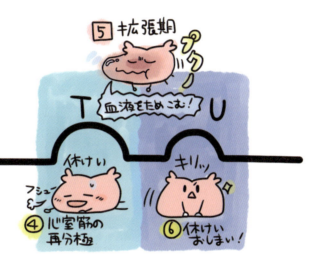

MEMO

モニター心電図は過去の
波形とどう違うかが大切！

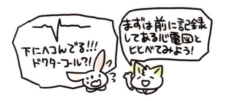

不整脈をパッと見分ける！

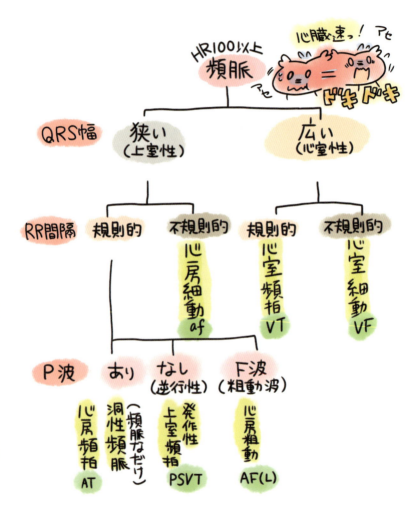

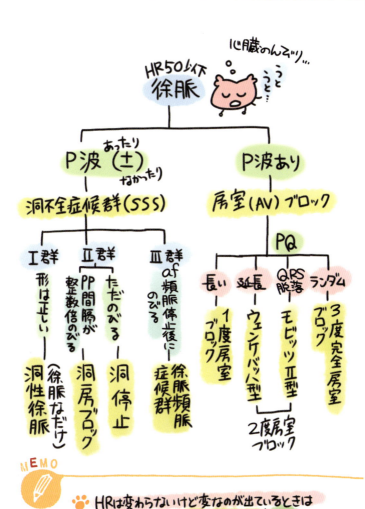

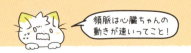

不整脈の波形ヨムヨム講座

頻脈、徐脈の不整脈の波形を一覧にしてみたよ！

頻脈性不整脈

洞性頻脈／心房頻拍 (AT)

ATはモニター心電図だと区別がつかない

波形はSRと同じで頻脈なだけ

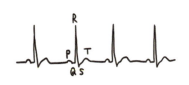

ふだんのHRよりかなり高値はDrへ報告！

心房期外収縮 (PAC)

急にQRSが出て血液を送り出せない！ ←脈がぬける

SRよりも早くP波が出る
たくさん出るとafへ移行しやすい

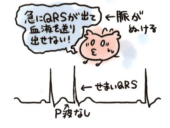

←せまいQRS
P波なし

発作性上室頻拍（PSVT）

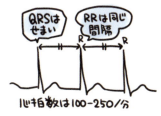

心房粗動（AFL）

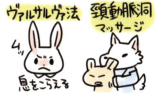

心房細動（af）

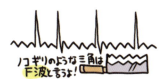

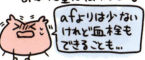

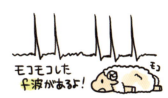

3章 循環器／心電図ヨムヨム講座

心室期外収縮（PVC）

3連発以上つながって出ることをショートランと口ずさぶ

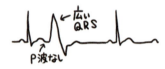
←広いQRS
P波なし

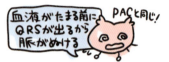
血液がたまる前にQRSが出るから脈がぬける
PACと同じ！

心室頻拍（VT）

HR100-250でPVCがずっと出ている
RRは同じ間隔
QRSの幅は広い

VFに移行しやすく救急処置が必要

心拍出量が減少する
↓
血圧低下

やばい…

心室細動（VF） ➡ 致死性不整脈

心停止
（心拍出量0）
心臓は動いていません

ぐちゃぐちゃ

速やかに
胸骨圧迫
電気的除細動

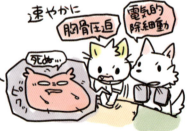

心室はV、心房はAと覚えると便利！

MEMO

🐾 アダムス・ストークス症候群に注意！

頻脈・徐脈ともに不整脈は心臓が
うまく動かないので血流は減少する
それによって起こる失神などが
アダムス・ストークス症候群だよ！

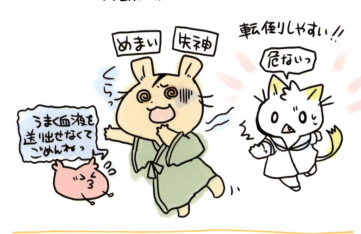

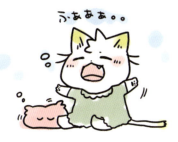

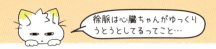

徐脈性不整脈 < 洞不全症候群

I群　洞徐脈

覚醒時でもHR50未満

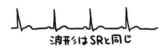

波形はSRと同じ

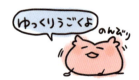

II群　洞停止

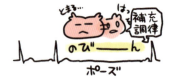

急にP波がなくなってのびる
心臓が「動かなきゃ」と
補充調律が入る
　↳いつもとちがう波形

II群　洞房ブロック

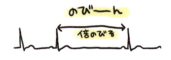

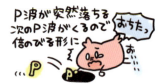

P波が突然落ちる
次のP波がくるので
倍のびる形に

III群　徐脈頻脈症候群

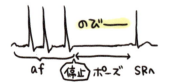

afなどの頻脈が停止した
後に心停止または
洞房ブロックが出現

徐脈性不整脈 — 房室ブロック

1度

PとRが
5マス(0.2秒)のびる

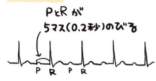
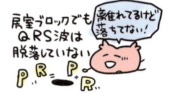

房室ブロックでも QRS波は脱落していない

遅れてるけど落ちてない！

2度：ウェンケバッハ型（モビッツⅠ型）

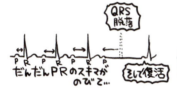
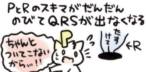

QRS脱落
だんだんPRのスキマがのびて…
そして復活

PとRのスキマがだんだんのびてQRSが出なくなる

ちゃんとついてこないから…！！

2度：モビッツⅡ型

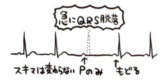
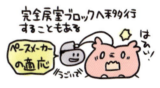

急にQRS脱落
スキマは変わらない Pのみ　もどる

完全房室ブロックへ移行することもある

ペースメーカーの適応

3度　完全房室ブロック

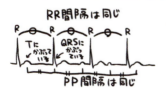
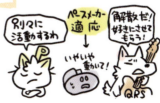

RR間隔は同じ
Tにかぶっている　QRSにかぶっている
PP間隔は同じ

別々に活動するの

ペースメーカー適応

解散だ！好きにさせてもらう！

心臓ちゃんがつらい！循環器疾患

虚血性心疾患

硝酸薬（ニトログリセリン）が効く！

労作性狭心症 通り道が狭くて流れが悪い

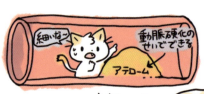

胸の圧迫感
絞扼感
労作時に起こる
くるしい…
歩くとしめつけられる

安静により3～5分で症状がなくなる
休めば大丈夫…

異型狭心症 動きが鈍くて流れが悪い

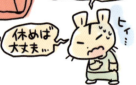

安静時
夜間～早朝
胸が痛い…

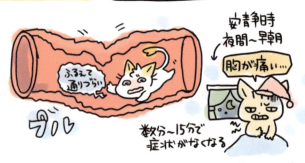

数分～15分で症状がなくなる

ニトログリセリンが効かないこともある

循環器の病気でおさえたいのは、患者さんが増えている
狭心症と心不全！ それぞれの原因と症状を覚えておこう。

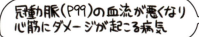

冠動脈(P99)の血流が悪くなり心筋にダメージが起こる病気

急性冠症候群(ACS)

硝酸薬が効かない
(※不安定狭心症の高リスク)

不安定狭心症　さらに狭く

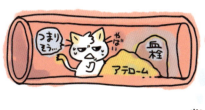

症状が強く変化がある
休んでも苦しい…
数分〜20分症状が続く

急性心筋梗塞　完全にふさがっている！

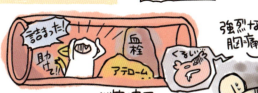

心筋壊死

強烈な胸痛　痛！

- すぐに心電図を！
- 不整脈、急性心不全、心原性ショックになることもある

虚血性心疾患の原因は喫煙、脂質異常症、糖尿病、高血圧、ストレス、家族歴、
メタボリックシンドロームなど。

心不全

左心不全といえば呼吸に影響！

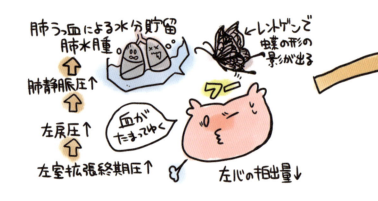

症状

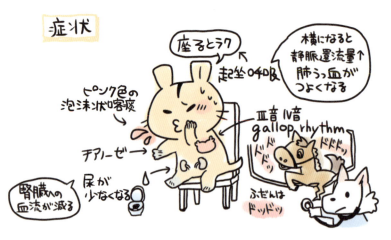

心不全は左から右になりやすい！

右心不全といえばエデマ(浮腫)が出る！

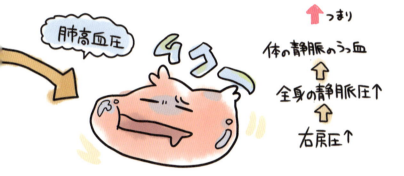

つまり

体の静脈のうっ血
↑
全身の静脈圧↑
↑
右房圧↑

症状

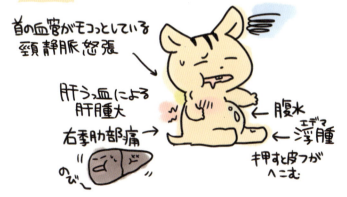

首の血管がモコっとしている
頸静脈怒張

肝うっ血による
肝腫大
右季肋部痛

←腹水
←浮腫(エデマ)
押すと皮フが
へこむ

元気になれ心臓ちゃん！循環器疾患のくすり講座

降圧剤の種類は血圧の式で覚えよう！

血圧 = 心拍出量（1回拍出量

利尿薬

体の水分を外へ出す
→ 血液中の水分減少
（= 循環血液量⬇）

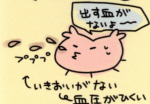

いきおいがない
→ 血圧がひくい

ポイント
☑ 利尿薬の種類は色々あるけれど（P154をチェック）血圧を下げる効果が期待できるのはサイアザイド系

β遮断薬

心臓のβ₁受容体を遮断！
→ 心拍出量⬇

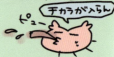
（デカラがはいらん）

心臓の血液を押し出すチカラがよわくなる

ポイント
☑ ぜん息は禁忌
 → β₁受容体は気管支を狭窄させるので悪化☠

☑ 糖尿病がある人の低血糖状態をマスクする
 → 症状が出にくいので使用する時は注意

☑ 副作用：不眠、倦怠感、抑うつ
 → 高齢者に使用する際、転倒リスクなどに注意

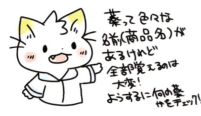

薬って色々な名前（商品名）があるけれど全部覚えるのは大変！ようするに何の薬かをチェック！

降圧剤の種類と、影響を与えるところを覚えよう。
降圧剤の中にはアドレナリン受容体に
作用するものも多いから、そこもチェック！

3章 循環器／循環器疾患のくすり講座

× 心拍数）× 末梢血管抵抗

腎臓の傍糸球体細胞のβ遮断で
レニンの分泌抑制
→ 末梢血管抵抗 ↓

ようするに
去力くと血管が広がって
血圧が下がる！

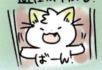

Ca拮抗薬

Caイオンが血管の細胞へ
移動するのを抑制
→ 血管が拡張する

ポイント
☑ 抗不整脈薬にも使う
☑ グレープフルーツ禁
　→ 血圧がより下がるリスク

ACE阻害薬

アンジオテンシンⅠがⅡに
なれない
→ 血管が拡張

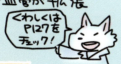

くわしくは
P127を
チェック！

ポイント
☑ アンジオテンシン
　変換酵素阻害薬というよ
☑ 腎保護作用もある
☑ 副作用：空咳

ARB

アンジオテンシンⅡの
作用を妨げる
→ 血管拡張

ポイント
☑ アンジオテンシンⅡ受容体
　拮抗薬というよ
☑ 妊娠、高かリウム血症禁忌

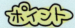

アドレナリン受容体について知ろう！

血圧を上げたりする薬の中にアドレナリン受容体に作用するものがある

→ P232の自律神経のうち交感神経を動かすということ

→ その交感神経をどう動かすのかが決まるのが受容体

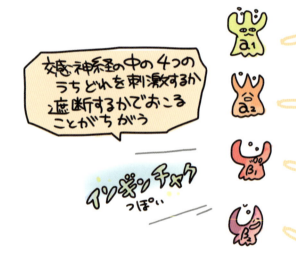

交感神経の中の4つのうちどれを刺激するか遮断するかでおこることがちがう

ペンギンチャックっぽい

 注意！ β遮断薬は循環器の薬剤として使うけれど気管支拡張できない（収縮）ので喘息の人には禁忌！

右のページを見ながらチェック！

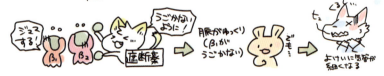

3章 循環器／循環器疾患のくすり講座

アドレナリン受容体は何をしているの?

使う薬剤がどの受容体を刺激するのか
遮断するのかをチェックすると効果が分かる!

α1 受容体

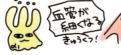末梢血管収縮
→血圧上昇

散瞳
ひろがる

α2 受容体

神経の伝達物質の遊離を抑制
→つまりシナプスから伝達物質が
うごかない→作用すると考え
られない→ねむくなると
おぼえておこう♡

β1 受容体

房室伝導促進
心収縮力上昇 心拍数上昇

β2 受容体

気管支拡張
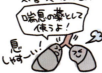喘息の薬として使うよ!
息しやすーい!
末梢血管拡張

血管を
ひろげます!

Kage Column

" 心電図の はなし "

心電図モニターは
高性能のため、
体の動きやシールのズレによって
ノイズが発生し、
機械が不整脈と判断して
アラームが鳴ることも。
「またノイズ〜？」なんて
考えてると本当に
不整脈のこともあるので、
ちゃんと患者さんのところに
行ってノイズかどうか
確認しましょう。

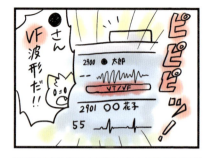

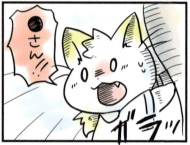

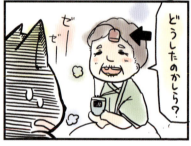

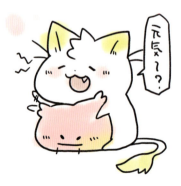

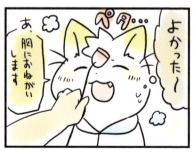

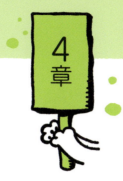

内分泌
（ないぶんぴつ）

- うまホルモン！
- 内分泌疾患①
  ダイレクトメール（DM）は糖尿病
- 内分泌疾患②
  知識習得向上！ 甲状腺！

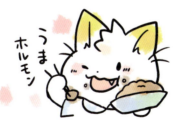

うまホルモン！

ホルモンって何？

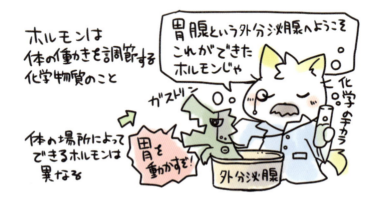

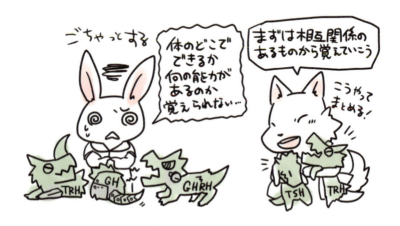

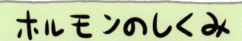

体のどこから分泌されるホルモンか、どんな働きをするのかをとにかく覚えよう！

4章 内分泌／うまホルモン！

ホルモンのしくみ

ホルモンは工場になっている

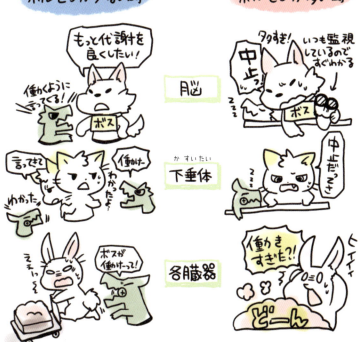

ホルモンの相互関係を頭に入れよう！

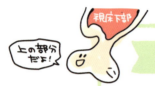

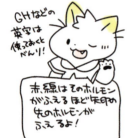

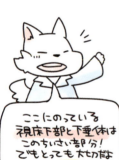

視床下部

- 成長ホルモン放出ホルモン
  G H R H

- ソマトスタチン
  S R I H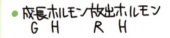

- 甲状腺刺激ホルモン放出ホルモン
  T R H

- プロラクチン放出因子
  P R F

- プロラクチン抑制因子
  P I F

- ゴナドトロピン放出ホルモン
  Gn R H

- 副腎皮質刺激ホルモン放出ホルモン
  C R H

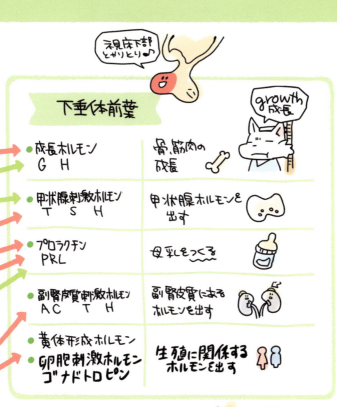
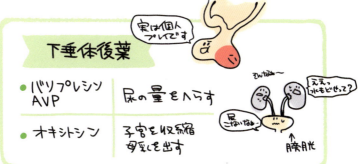

全身のホルモン一覧

視床下部　GHRH　CRH
　　　　　GnRH　TRH

下垂体前葉
ACTH　LH　FSH
GH　PRL　TSH

下垂体後葉
AVP　オキシトシン

松果体　メラトニン

副甲状腺　PTH

甲状腺　T₃ T₄
　　　　カルシトニン

心臓　ANP　BNP

血管　エンドセリン

胃　ガストリン

消化管その他
セクレチン
コレシストキニン
インクレチン

肝臓　アンジオテンシノーゲン

膵臓　インスリン
　　　グルカゴン
　　　ソマトスタチン

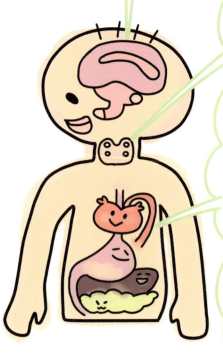

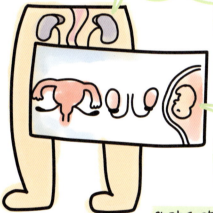

主なホルモンの働きをチェック！

副腎のホルモン

腎臓の上にあるちょこんと
くっついているのが副腎だよ

副腎皮質ホルモン

| コルチゾール | 電解質のバランスを調節する |

| アルドステロン | 尿の量をへらして血圧を上げる |

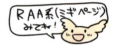

| アンドロゲン | 男性ホルモンを調節 |

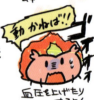

副腎髄質ホルモン

| アドレナリン（カテコールアミン） | 交感神経を刺激する |

腎臓ホルモン

| レニン |

RAA系参照してネ！
ミギページ

| エリスロポエチン | 赤血球をつくる |

MEMO

レニン、アンジオテンシンの話

腎臓にあるレニンはレニンアンジオテンシンアルドステロン系（RAA系）と呼ばれるシステムに関わるホルモンで血圧を調節することができるよ！

① アンジオテンシノーゲンが生まれる

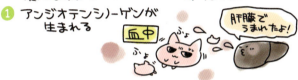

② アンジオテンシンⅠへ進化

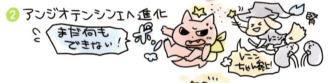

③ アンジオテンシンⅡへ進化
④ そして受容体へ作用する

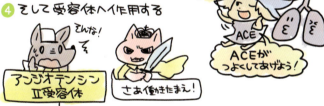

血管をきつくする（血管収縮）

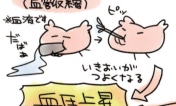

いきおいがつよくなる

アルドステロンを分泌
ナトリウムや水分を体内へ吸収

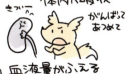

血液量がふえる

血圧上昇

4章 内分泌／うまホルモン！

甲状腺ホルモン

甲状腺ホルモン

代謝に関わる

少ないとどうなるのかを
知っておこう！

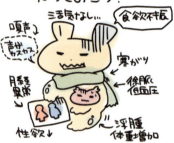

カルシトニン

血中のカルシウム
の量をへらす

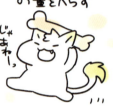

反対！

副甲状腺ホルモン（PTH）

パラサイロイドホルモンのこと
血中のカルシウム濃度を上げる

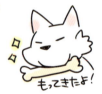

消化管ホルモン

ガストリン
胃の活動を亢進

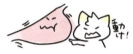

セクレチン
ガストリンをへらす
すい臓のHCO₃⁻分泌を増やす

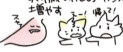

コレシストキニン
胆汁をふやす　すい液を出す

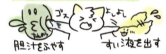

VIP
胃酸をへらす　血管を広げる
心拍出量↑

  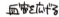

インクレチン
インスリンをふやす

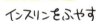 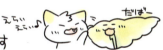

膵臓ホルモン

消化管ホルモンと分けてみてみると理解しやすい♪
血糖が上がることは多いけど下げるのはインスリンだけ！

インスリン
血糖を下げる

グルカゴン
血糖を上げる

「おなかすいた」となるホルモン！

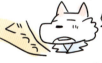

ソマトスタチン
消化管ホルモンが出すぎた時に抑えてくれる！

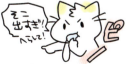

内分泌疾患① ダイレクトメール(DM)は糖尿病

1型糖尿病 (約5%)

どんな糖尿病？

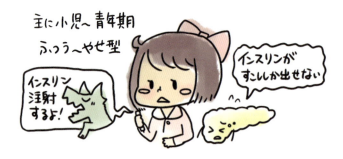

主に小児〜青年期
ふつう〜やせ型
インスリンがすこししか出せない
インスリン注射するよ！

起きやすい症状

糖尿病性ケトアシドーシス (DKA)

インスリンの作用不足で高血糖になり、ケトン体がたくさんできる

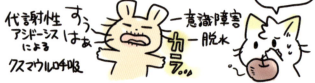

はく息が痛った リンゴのにおい！(アセトン臭)
代謝性アシドーシスによるクスマウル呼吸
意識障害
脱水

NOTE: Ⅰ型糖尿病では、内服はαグルコシダーゼ阻害薬以外は適応じゃないよ。

糖尿病はインスリンの作用不足で起きる代謝異常の病気だよ。

2型糖尿病（約95％）

どんな糖尿病？

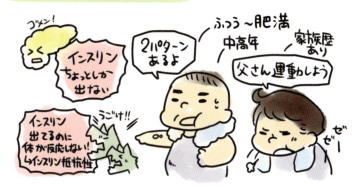

起きやすい症状

高浸透圧高血糖症候群（HHS）

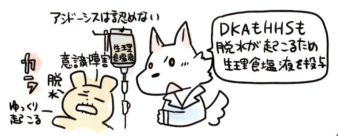

HHSは高齢者に起きやすく、軽度のアシドーシスが見られることもあるよ。

糖尿病の2つの症状を知ろう！

高血糖症状
空腹時血糖値 110mg/dl 以上
食後2時間後 140mg/dl 以上

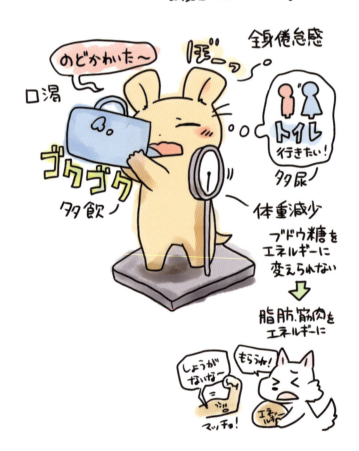

低血糖症状　血糖値 70mg/dL 以下

ひどい **手**と**空**
- ひ：冷や汗
- ど：動悸
- い：イライラ
- 手：手の振るえ
- と：（つなぎ）
- 空：空腹感

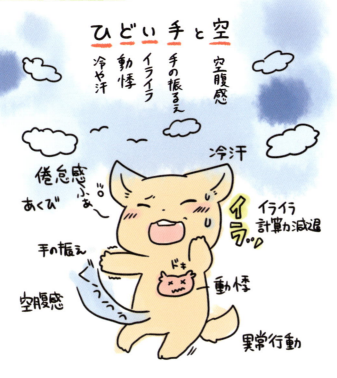

- 倦怠感
- あくび
- 手の振え
- 空腹感
- 冷汗
- イライラ
- 計算力減退
- 動悸
- 異常行動

覚え方　低血糖の症状はゴロ合わせで覚える
ひどい手と空！

糖尿病の合併症を知ろう！

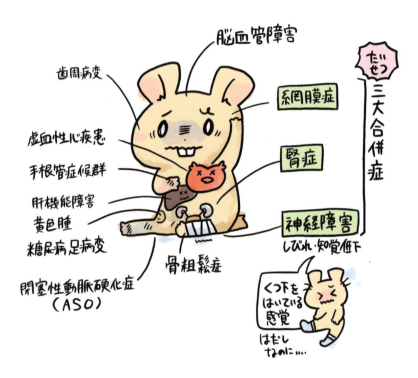

糖尿病は感染症を起こしやすい5つの理由！

① 好中球の機能低下
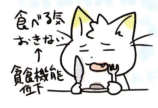

② 免疫反応の低下
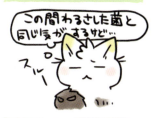

③ 血流が悪くなる
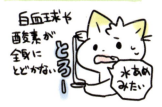

④ 血糖値の上昇
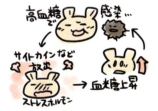

⑤ 神経障害による感覚低下
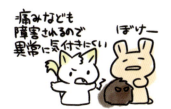

創傷治癒遅延にもなるので手術の時は血糖コントロールが大切！

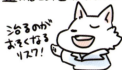

治るのがおそくなるリスク！

糖尿病の治療法は主にこの3つ！

食事療法

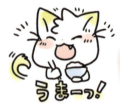

BMIを基準に標準体重を設定
BMI＝体重(kg)÷身長(m)^2

標準体重 ＝ 22 × 身長 × 身長
(kg)　　(BMI)　(m)　(m)

BMIは20〜24が目標

運動療法

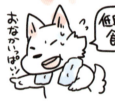

低血糖を起こしやすいので食後に行う！

合併症がある時は制限することも

有酸素運動がインスリン抵抗性を改善する

薬物療法

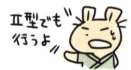

I型糖尿病ではインスリンの絶対的適応

II型でも行うよ

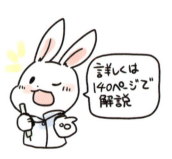

詳しくは140ページで解説

シックデイについて

→ 糖尿病患者がいつものように食事がとれないこと

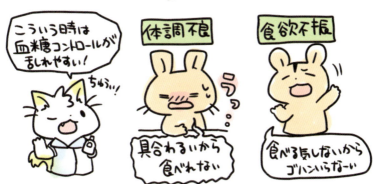

自己判断でインスリン中止しないように！

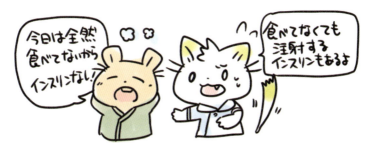

糖尿病の薬について知る!

スルホニル尿素(SU)薬

すい臓のインスリン分泌を促進

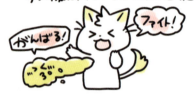

注意!
低血糖
体重増加

速効型インスリン分泌促進薬

短時間ですい臓のインスリン分泌を促進

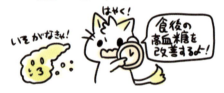

注意!
低血糖

DPP-4阻害薬

すい臓に働くインクレチン(ホルモン)の働きを強くする

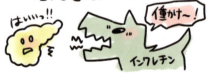

注意!
SU薬との併用は低血糖になりやすい

α-グルコシダーゼ阻害薬（α-GI）

小腸での糖質の消化・吸収を遅らせる

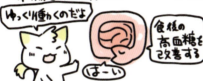

腹部膨満感
下痢、おならの
増加などの
消化器症状

ビグアナイド薬（BG）

・肝臓が糖を作り出す作用をおさえる
・筋肉に働きかけてインスリンの作用を高める

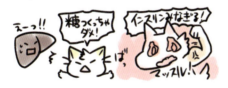

腹部膨満感
下痢
胃部不快感など
消化器症状

チアゾリジン薬

脂肪組織、筋、肝臓に働きかけて
インスリンの作用を高める

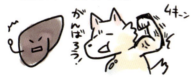

体重増加
浮腫（女性に多い）

インスリン療法について知ろう！

インスリン製剤の種類

【超速効型】
- 注射後すぐ効く
- 作用が一番短い

【速効型】
- 注射後約30分
- 超速効型よりゆっくり効く

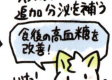

インスリンの追加分泌を補う
食後の高血糖を改善！
いけっ！

【中間型】
- 注射後ゆっくり効く
- ほぼ1日効果がある！

【持効型】（持効型溶解）
- 効果のピークはほぼなし
- 中間型より長く効く
- 1日安定して効果あり

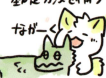

インスリンの基礎分泌を補う
ながーく

【混合型】
- 超速効型 ／速効型 ＋ 中間型

【配合溶解】
- 超速効 + 持効型

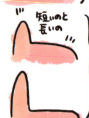
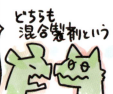

どちらも混合製剤という

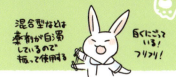

インスリンの注射部位

インスリンの吸収がいいところ

以下の場所に刺そう！

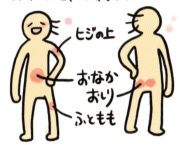

- ヒジの上
- おなか
- おしり
- ふともも

注射時の注意点

・前回刺した所より2cmくらいあけて刺す

・刺した後はもまない

MEMO

🐾 インスリン製剤の分量の注意点

インスリンは単位（U）で表す！
1単位は0.01mlと少ないため専用の注射器を使う

ロードーズ

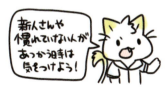

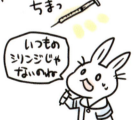

内分泌疾患②
知識習得向上！甲状腺！

甲状腺疾患って何？

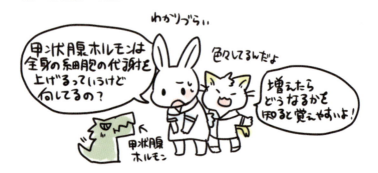

一番多いバセドウ病

甲状腺機能亢進症を起こす代表的な疾患
（他に腫瘍などでも亢進する）

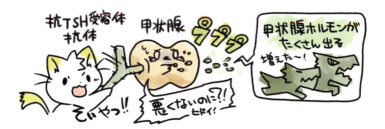

代謝異常が引き起こされる甲状腺疾患は
20〜40代の若い女性に多く見られる病気だよ。

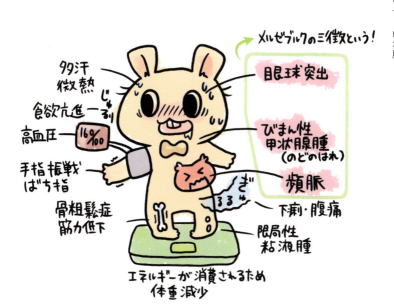

Kage Column

"バセドウ病のはなし"

うちの母はとても暑がりで
たくさん食べるのに、
太るどころか
どんどん痩せていっていました。
心臓に負担がかかったのか、
ある日心電図に異常が……！
甲状腺を調べるよう
勧めたところ、
なんとバセドウ病でした。
治療のおかげで、今は冬も
普通に寒がってます。

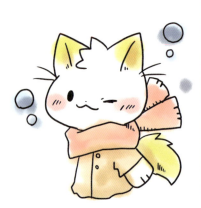

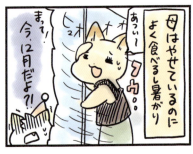

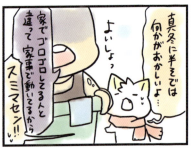

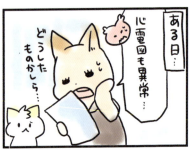

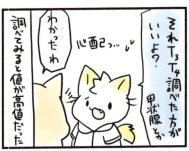

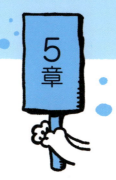

5章

腎・泌尿器
じん ひにょうき

- 腎臓の中身は毛玉？
  〜腎臓の解剖生理

- 尿を医学する！

- 腎疾患
  〜AKIとCKDに注目！

- シャンと知っておく！透析

- マーヴェラスにおしっこを出す！
  〜腎疾患の治療薬

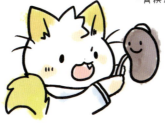

腎臓の中身は毛玉？
〜腎臓の解剖生理

腎臓はまずネフロンをチェック！

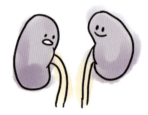

ネフロンは1つの腎臓の中に100万個くらいある、尿をつくるまとまりのこと

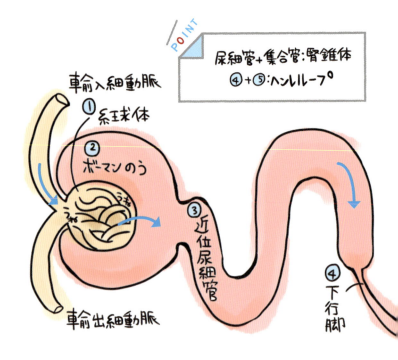

POINT
尿細管＋集合管：腎錐体
④＋⑤：ヘンレループ

腎臓は尿をつくる大事なところ！
腎臓の構造としくみをまずは覚えよう。

5章 腎・泌尿器／腎臓の中身は毛玉？

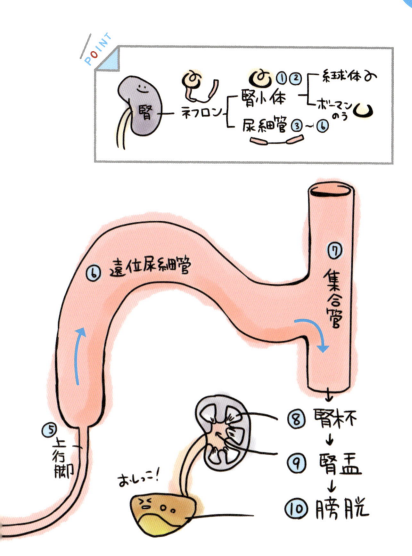

尿を医学する！

尿といえばコレ！

尿の量
1〜1.5ℓ/日

pH
pH 4.5〜8

尿比重
1.005〜1.030
1.010は等張尿という
とうで覚える
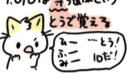

尿検査でわかること　陽性だとよくない

尿蛋白
ネフローゼ
など

尿糖
すい炎、糖尿病
など

すい臓

潜血
糸球体腎炎
結石、腫瘍など

ケトン体
糖尿病、
甲状腺機能亢進症
飢餓
など

ウロビリノーゲン
(±)が基準値
(+)…肝炎、肝硬変
　　　など
(−)…総胆管閉塞

などで
判断する！

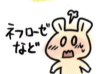

尿はpHや比重、回数を調べることで、診断の指針になるんだよ。
尿失禁の原因とケアについてもおさえよう！

5章 腎・泌尿器／尿を医学する！

排尿異常について知ろう！

尿が多い

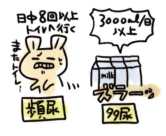

尿が少ない

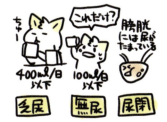

尿失禁

原因

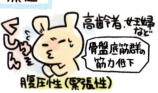

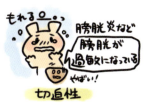

ケア
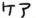

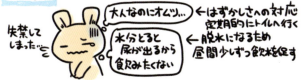

腎疾患 〜AKIとCKDに注目！

腎臓が悪いとどうなるの？

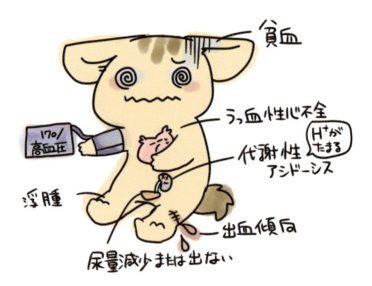

- 貧血
- うっ血性心不全
- 代謝性アシドーシス（H⁺がたまる）
- 170/高血圧
- 浮腫
- 出血傾向
- 尿量減少または出ない

| 尿毒症 | 老廃物質が体にたまってCrやBUNが高くなる むくみ、意識障害、肺水腫、皮ふのかゆみなど |

MEMO

🐾 よく聞く「腎不全」は
腎臓の機能が低下している
状態のことだよ！

腎臓が悪くなると尿が出にくくなり体に悪いものがたまっちゃう！
腎臓の短期間の障害と慢性的な障害について見ていこう。

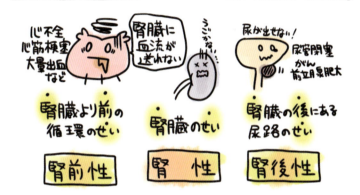

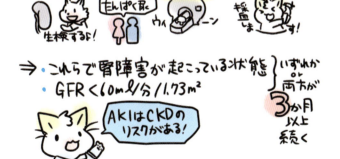

シャンと知っておく！ 透析（とうせき）

透析は2種類

血液透析（HD）

病院へ週2〜3回行ってやるよ

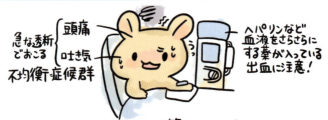

急な透析でおこる
- 頭痛
- 吐き気

不均衡症候群

ヘパリンなど血液をさらさらにする薬が入っている　出血に注意！

シャントという透析用の血管をつくるよ！
デリケートなのでやさしくさわる（スリル）
音を聞く（シャント音）の観察を日頃からやろう！

持続携行式腹膜透析（CAPD）

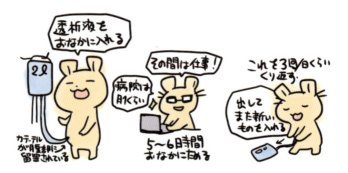

透析液をおなかに入れる

カテーテルが腹部に留置されている

その間は仕事！
病院は月1くらい
5〜6時間おなかにためる

これを3回/日くらいくり返す

出してまた新しいものを入れる

腎臓の働きが著しく悪くなると透析をしないといけなくなるよ。
透析とはどんなものか、しっかり覚えよう。

透析は何のためにするの？

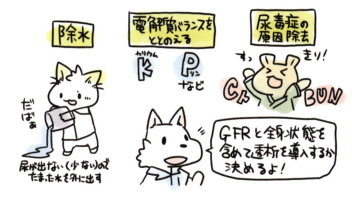

透析で注意すること

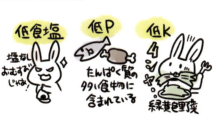

- CAPDはKとってもOK
  HDよりも制限ゆるい

その他

HD シャントがある腕
血圧測定や
採血禁止

CAPD
カテーテルから菌が
入ることも（腹膜炎）
→HDへ移行も…

マーヴェラスにおしっこを出す！
～腎疾患の治療薬

利尿薬はどんな時に使うの？

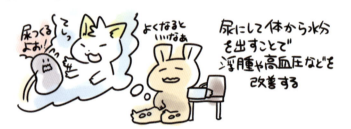

尿にして体から水分を出すことで浮腫や高血圧などを改善する

利尿薬の種類と作用

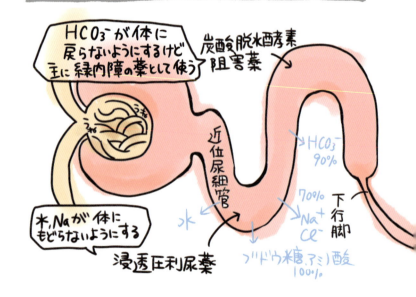

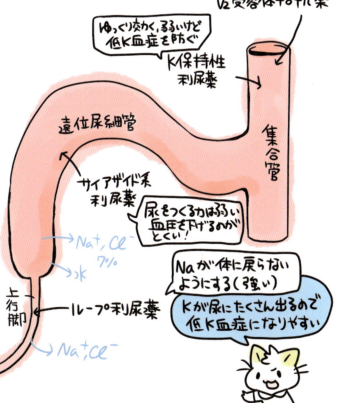

Kage Column

"導尿の はなし"

導尿は尿道に
専用の管を入れて、
おしっこを出すこと。
検査で行うこともあれば、
尿が自分で出せないときに
行ったりもします。
入院中はトイレに行けず、
ベッド上で排泄することが
ありますが、これ、
本当に出ないものです！

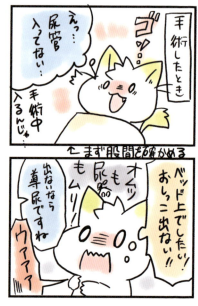

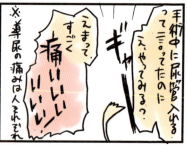

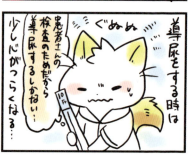

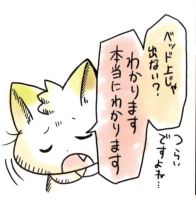

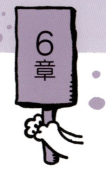

免疫
（めんえき）

- 体の中の守り神・免疫
  （ただし好戦的）

- 免疫疾患
  〜守り神たちの暴走
   アレルギー性疾患
   膠原病

- なんでも屋さん・ステロイド

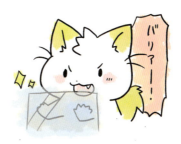

体の中の守り神・免疫
（ただし好戦的）

免疫って何？

体の中に入った細菌やウイルスなどを
異物（自分にとって悪いもの）とみなして
異物だけを攻撃する

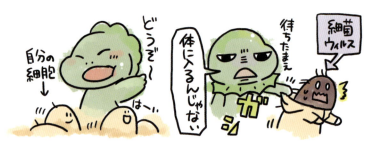

この章の登場人物

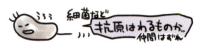

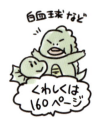

免疫細胞

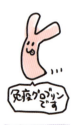

抗体

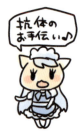

補体

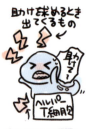

サイトカイン

免疫は入ってきたウイルスなどを体は傷つけずに追い出すしくみ。
この章ではそのしくみと免疫が関わる疾患と治療薬をおさえよう！

6章 免疫／体の中の守り神・免疫

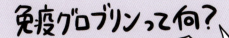

免疫グロブリンって何？

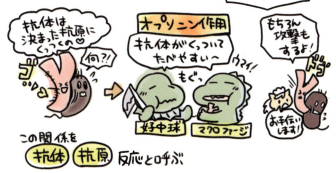

免疫グロブリンにはいろいろある！

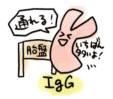

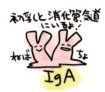

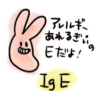

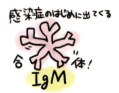

この子たちは次から出てくるよ！

免疫疾患 〜守り神たちの暴走

アレルギー性疾患

アレルギー性疾患は
普段、細菌やウイルスなどの悪いものから守ってくれる
免疫が悪くないものも攻撃して症状が出る

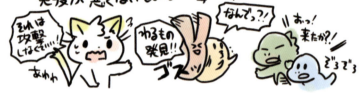

アレルギー性疾患の種類

I型…アナフィラキシー型　気管支喘息 アレルギー性鼻炎 じんましん など

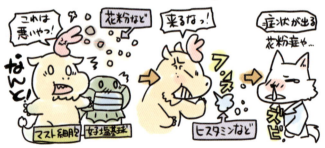

免疫が関わる一番の病気はアレルギー。
種類としくみ、引き起こされる病気とそれぞれの症状を覚えよう！

6章 免疫／免疫疾患

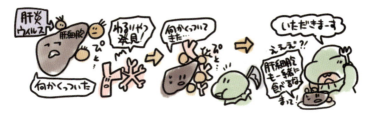

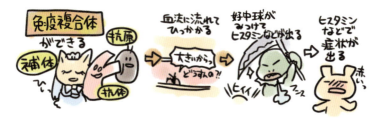

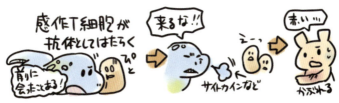

感作T細胞は、抗原により活性化されたリンパ球の免疫担当細胞。

膠原病

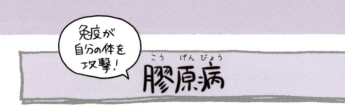

膠原病は全身性慢性炎症性疾患のこと

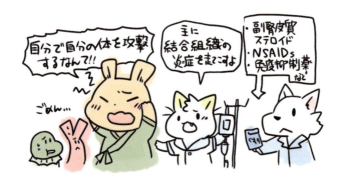

関節リウマチ (RA)

膠原病で一番多い

- 疼痛
- 関節の腫脹
- 関節の変形
  - 尺側偏位
  - 母指外反、つけ根から変形
  - ボタン穴変形
  - スワンネック変形 など
- 朝の手のこわばり
- 30〜50代の女性

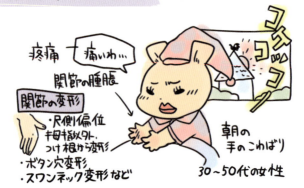

全身性エリテマトーデス（SLE）

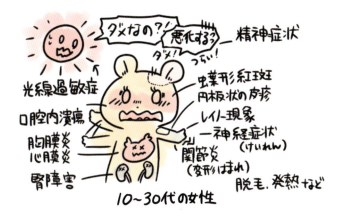

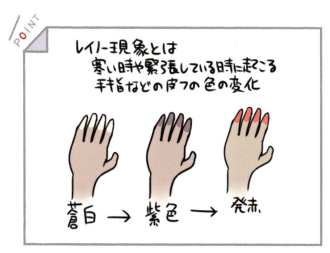

なんでも屋さん・ステロイド

ステロイドはなんで使うの？

ステロイドを使う目的は2つ！

① 抗炎症作用

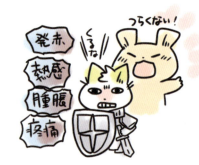

② 免疫抑制作用

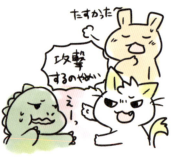

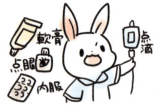

ステロイドは
プレドニゾロン
デキサメタゾン
ベタメタゾン など
さまざまな種類があるよ！

免疫性疾患の治療薬といえばステロイド！
ステロイドを使う理由と副作用を押さえよう！

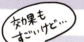

ステロイドには副作用が多い！

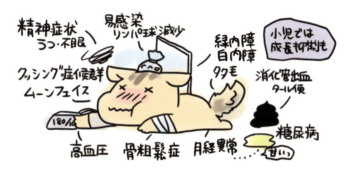

交感神経のはたらきがふえる＋動脈硬化で血栓症のリスクもある！

覚え方 副作用はこうやって覚えよう！

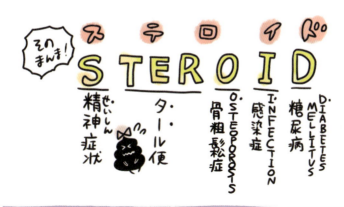

- S: 精神症状
- T: タール便
- E: 骨粗鬆症 (OSTEOPOROSIS)
- R: 感染症 (INFECTION)
- O: —
- I: —
- D: 糖尿病 (DIABETES MELLITUS)

ステロイドを使用し始めた患者さんには夜寝ているときに声をかけること。血圧や血糖値も変化しやすいので注意！

" 予防接種の
はなし "

予防接種は
流行に合わせて、
毎年種類が変わります。
その年ごとに
刺されたあとの感じや
効き目が違う……
それはまるで
ワインの出来のよう!

実際 ボ○ョレー・ヌー○ォ
を飲んでも
「おいしい」しか言えない

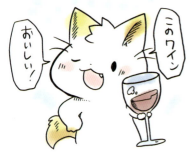

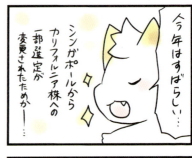

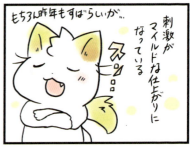

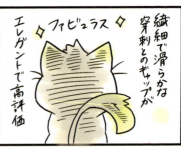

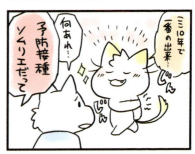

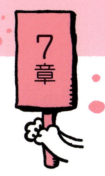

血液
けつえき

- 血にはいろいろ住んでいる
  〜血液の成分
- ないなら入れる！
  〜輸血
- 血をさらさらにする薬たち
- 血液疾患
  白血病

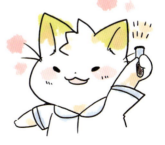

血にはいろいろ住んでいる
~血液の成分

血液の成分

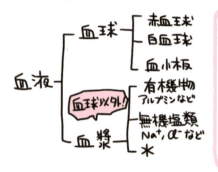
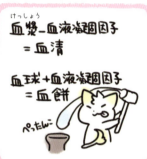

3つの血球について知ろう！

① 赤い白玉「赤血球（せっけっきゅう）」

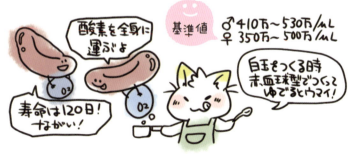

基準値 ♂ 410万～530万/mL
♀ 350万～500万/mL

血液凝固因子は血液を固めるのに関わる物質で、フィブリノゲン、プロトロンビン、第Ⅴ因子、第Ⅷ因子などのこと。

血液は体重の約12分の1を占めるもの。この章では血液の成分やしくみ、輸血について覚えよう。血の薬についてもやるよ！

7章 血液／血にはいろいろ住んでいる

❷ 3つの家に分かれる「白血球（はっけっきゅう）」

「顆粒球（かりゅうきゅう）」さん家は3きょうだい　基準値 3500〜9000/μL

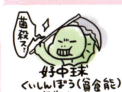
好中球
くいしんぼう（貪食能）
殺菌作用

好酸球
寄生虫を殺す
アレルギーに関与

好塩基球
花粉症
（I型アレルギー）

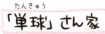

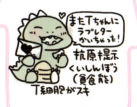
「単球（たんきゅう）」さん家
抗原提示
くいしんぼう
（貪食能）
T細胞がスキ

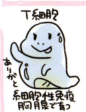
「リンパ球」さん家は兄妹
T細胞
細胞性免疫
胸腺で育つ
ありがと

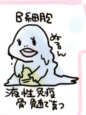
B細胞
液性免疫
骨髄で育つ

❸ 血が出ないようにがんばる「血小板（けっしょうばん）」

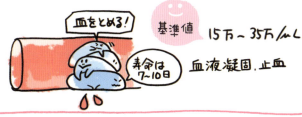
血をとめる！　基準値 15万〜35万/μL
寿命は7〜10日
血液凝固, 止血

顆粒球の中には肥満細胞もあるよ。

ないなら入れる！〜輸血

輸血の種類と特徴

❶ 赤血球製剤

- 赤血球を補う
- 2〜6℃で保存
- 採血後21日間 (有効期間)
- 1単位140ml

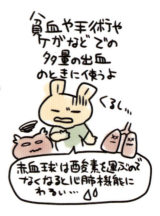

貧血や手術やケガなどでの多量の出血のときに使うよ

くるし…

赤血球は酸素を運ぶのでなくなると心肺機能にわるい… ∆o

❷ 血漿(けっしょう)製剤

- 血漿 (主に血液凝固因子) を補う
- -20℃以下で保存で採血後1年間 (有効期間)
- 解凍 (30-37℃で行う) し3時間以内に使用する
- 1単位120ml
- 他にもアルブミン製剤がある (室温で2年間保存できる)

肝不全やDICなど血液凝固因子が不足しているときに使うよ

出血傾向…

輸血にはいろんな種類があるよ。どんなときにどんな製剤を使うか、
輸血の注意点と副作用をチェック！

7章 血液／ないなら入れる！

❸ 血小板製剤

- 血小板を補う
- 20〜24℃で振盪しながら保存 採血後4日間(有効期間)
- 1単位 20mL
- 何回か輸血すると抗HLA抗体が出る(拒絶反応が出る)

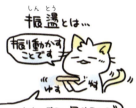

振盪とは…
「振り動かすことです」
そのままにすると固まるのでふりふりします。
振盪器というものもあります！

❹ 全血製剤

- 赤血球と血漿を同時に補う
- 2〜6℃で保存
- 採血後21日間(有効期間)
- ほとんど使われていない

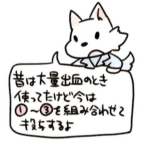

昔は大量出血のとき使ってたけど今は①〜③を組み合わせて対応するよ

MEMO

🐾 輸血の単位について知っておくべきこと

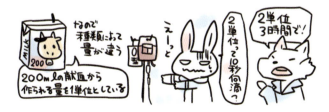

200mLの献血から作られる量を1単位としている
なので種類によって量が違う
えーっと
2単位って10秒何滴？
2単位3時間で！

日本人の血液型比率と輸血バッグの色

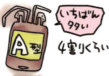
A型 4割くらい（いちばん多い）

B型 2割くらい

O型 3割くらい

AB型 1割くらい

🐾 Rh(-)はどの血液型も少ない！

輸血の副作用について知る！

異常の早期発見ができるようにしよう！

- 血小板製剤に多い（1100本に1件）
- じんましんの症状が多い（2500本に1件）

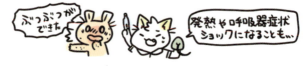

「ぶつぶつができた」「発熱や呼吸器症状 ショックになることも…」

対応 　輸血の中止、バイタルサインの測定や全身状態の観察

「輸血だけでなく薬など体に入るものは副作用やアレルギーが出現することがあります」

輸血後 GVHD（移植片対宿主病）

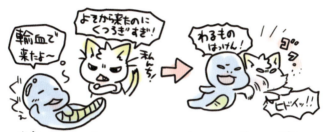

輸血の中に含まれる供血者由来のリンパ球のT細胞が受血者によって拒絶されず、生着、増殖して受血者の抗体を標的として体の組織を攻撃する

症状

輸血後1〜2週間ほどで高熱・紅斑・下痢で現れる

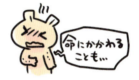

命にかかわることも…

治療と予防

治療はほぼナシ… でも予防はできる！

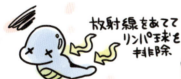

放射線をあててリンパ球を排除

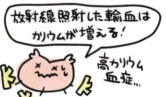

放射線照射した輸血はカリウムが増える！

高カリウム血症…

7章 血液／ないなら入れる！

血をさらさらにする薬たち

まず止血のしくみを知ろう！

そもそも止血って何？

血が出た時に固まって止まること

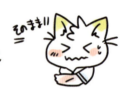

止血のしくみ

一次止血

血小板が集まり傷口をふさごうとする

二次止血　血液凝固因子がはたらく

🐾 内因系と外因系の2つで血を止める！

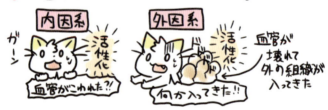

内因系：血管がこわれた?!
外因系：何か入ってきた!!　血管が壊れて外の組織が入ってきた

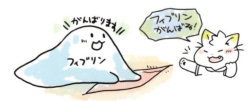

フィブリンがんばる！

血液をさらさらにする抗血栓薬。よく使われるけど注意点も多いんだ。種類と違い注意点をよく知っておこう！

血液さらさら薬の種類

4つの抗血栓薬を知ろう！

① **血栓溶解薬** t-PA、ウロキナーゼ

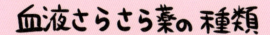

プラスミンを活性化させフィブリンを分解！

② **抗凝固薬** ヘパリン、クマリン系（ワルファリンカリウムなど）

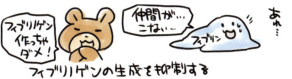

フィブリノゲンの生成を抑制する

③ **抗血小板薬** アスピリン

血小板が集まるのを抑制する

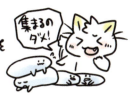

④ **トロンボモジュリン製剤** DICの治療薬

使い方が他とちがう！

血液さらさら薬の注意点

患者さんにも知ってもらおう！

血液さらさら薬は止血しづらくなるよ！

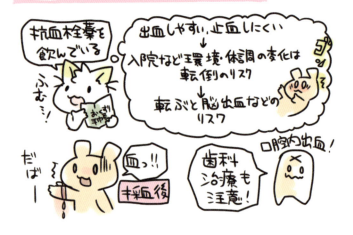

飲んでいる本人が自覚することが大事！

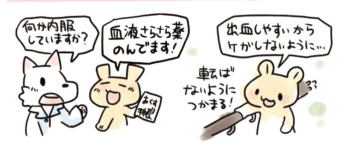

7章 血液／血をさらさらにする薬たち

手術や検査によっては休薬が必要!

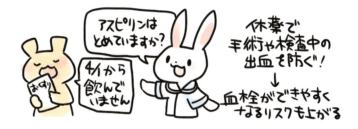

休薬で手術や検査中の出血を防ぐ!
↓
血栓ができやすくなるリスクも上がる

飲み方に注意が必要なものもある!

一緒に飲むと効かなかったり効きすぎたり…
薬剤師の説明を守ってもらう!

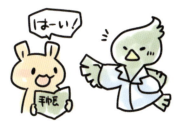

MEMO

🐾 ワルファリン服用時の禁忌物

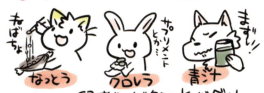

なっとう　クロレラ　青汁

やさいの緑成分、ビタミンKがダメ!
→ でも野菜は少しずつはとってもらおう!

NOACについて知る！

NOACって何？

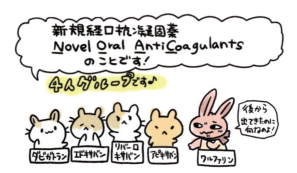

なんで抗凝固薬を使う必要があるの？

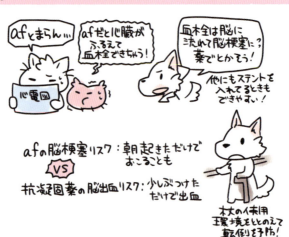

NOACは、国際血栓止血学会によりDOAC（Direct Oral AntiCoagulants：直接経口抗凝固薬）という名称への変更が提唱されているよ。

ワルファリンとNOAC、どう違う？

ワルファリン

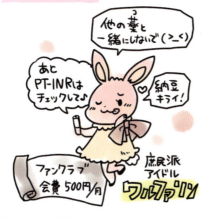

- 前からある薬なので安い
- 他の薬の影響を受けやすい
- 1日1回内服
- ビタミンKが多い食品×
  (納豆・クロレラ青汁 など)
- ゆっくり効いて、ゆっくり効果が消える
- 受診時に採血を行い PT-INRという値の計測が必須！

NOAC

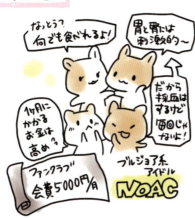

- 高価
- 薬や食べ物の影響を受けにくい
- 1日1回〜2回内服
- 採血によるモニタリングはできない
- 胃腸障害、腎機能の低下に注意

血液疾患

白血病

白血病は
異常な白血病細胞が増えて
正常な血球が減る
病気

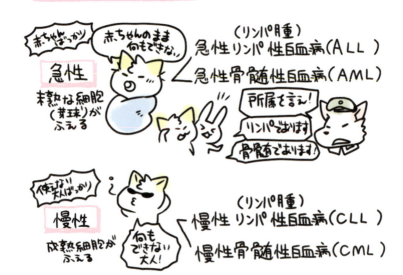

白血病の分類

急性 — 未熟な細胞（芽球）がふえる
- 急性リンパ性白血病（ALL）（リンパ腫）
- 急性骨髄性白血病（AML）

慢性 — 成熟細胞がふえる
- 慢性リンパ性白血病（CLL）（リンパ腫）
- 慢性骨髄性白血病（CML）

血液の病気でおさえておきたいのは白血病。
分類と症状、検査の方法について覚えておこう。

7章 血液／血液疾患

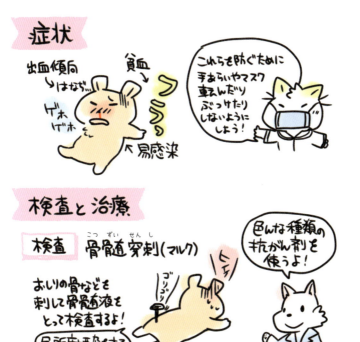

ドイツ語で骨髄を「クノッヘンマルク」ということから、骨髄穿刺は「マルク」と呼ばれているよ。

Kage Column

" 採血のはなし "

採血はうまい人と
苦手な人がいると思いますが、
私はすごく下手な人の中に
いました。
どうしたら上手になれるのか
考えた結果、さりげなく
介助をするフリをして、
他の人の手技を
見ることにしたのです。
そうしていくうちに、
いつのまにかできるように
なりました。

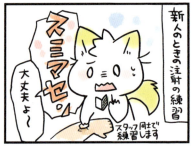

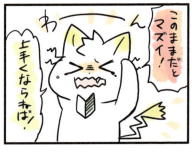

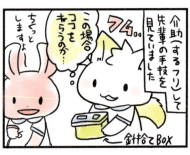

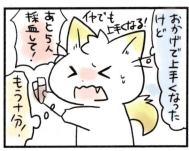

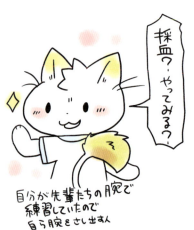

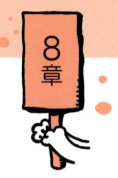

感染症
(かんせんしょう)

- 知識をもって感染を防ぐ！
- 主な感染症について
  HIV
  食中毒
  インフルエンザ
  ノロウイルス
  肺結核
  院内感染

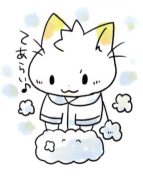

知識をもって感染を防ぐ！

感染症って何？

病原体が体内へ入って増殖し、その結果症状が出ること

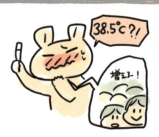

感染症は経過によって4つに分けられる！

① 急性感染

急に発症する

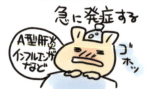

A型肝炎、インフルエンザなど

② 慢性感染

検査すると毎回検出される

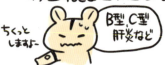

B型、C型肝炎など

③ 潜伏感染

検査には出ないけれど再活性化することがある

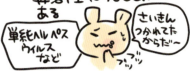

単純ヘルペスウイルスなど

④ 遅発性感染

数ヶ月〜十数年たって発症する

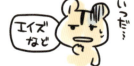

エイズなど

感染症にはいろいろな種類があるよ。
この章では感染症の分類やそれぞれの特徴などを覚えていこう！

8章 感染症／知識をもって感染を防ぐ！

感染症の原因・病原体を知る

病気の原因となるもののこと
これによって起こったものを
感染症という

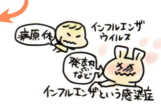
病原体 → インフルエンザウイルス
発熱などの → インフルエンザという感染症

病原体の種類と使う薬

真核生物 → 抗真菌薬（真菌のみ）

- 蠕虫（ぜんちゅう）　数mm　サバ、アニサキス　寄生虫
- 原虫　1〜80μm　蚊　マラリア
- 真菌　1〜10μm　カビ、白癬、ニューモシスチス肺炎

細菌（原核生物） → 抗菌薬

- スピロヘータ　5〜250μm　梅毒
- クラミジア　0.2〜1.5μm　オウム病
- リケッチア　0.3〜0.6μm　つつが虫病
- その他　0.5〜10μm　MRSA、マイコプラズマ

ウイルス → 抗ウイルス薬

20〜300nm
HIV感染症

> 真核生物 > 原核生物 > ウイルス
> という大きさの順を頭に入れる！

> 違いは大きさだけではないので病原体ごとに合った薬を使う！

病原体にはこのほかにプリオン（大きさ100nm以下）もあり、クロイツフェルト・ヤコブ病を引き起こすよ。

感染症の感染経路について知る！

主な感染経路と特徴

接触感染

感染している人や感染源に直接接触して感染する

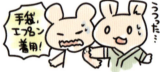

手袋エプロン着用！

飛沫感染

病原体が含まれる飛沫をすい込むことで感染

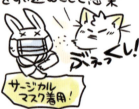

サージカルマスク着用！

空気感染（飛沫核感染）

病原体は空気中をただよっている

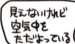

見えないけれど空気中をただよっている

サージカルマスクは通りぬけるのでN95マスク着用！

うつさないように個室管理

塵埃感染

土の中にいるけれど塵埃として空気中をただよう

外にはどこにでもいる

免疫力のひくい人は感染しやすいので注意！

感染症は病院・施設によって対応が違う場合もあるよ！

8章 感染症／知識をもって感染を防ぐ！

感染経路による 感染症の分類

接触感染
- MRSA, ノロウイルス
- O-157, CDI, ESBL
- 流行性角結膜炎 (EKC)
- 性感染症 (淋菌, 梅毒など)
- とびひ, 破傷風

飛沫感染
- アデノウイルス
- プール熱
- SARS
- インフルエンザ
- 風疹 (3日はしか)
- 流行性耳下腺炎
- 髄膜炎
- 百日咳
- 鼻かぜ (主にライノウイルス)

水痘・帯状疱疹ウイルス (VZV)
レジオネラ菌

空気感染
- 結核 (Tb)
- 麻疹 (はしか)

> 感染経路にはほかに、食品などを媒介する経口感染、医療器具などを介して汚染された血液を取り込む血液感染、母子感染などがあるよ。

感染症の対策のひとつ！消毒！

主な消毒薬について知る

グルタラール

- いちばん防御力の高い芽胞もやっつけられる
- 何でも消毒できるけど人体に強い有害作用あり

内視鏡の消毒など / 服毒性 / 刺激臭あり / さわると化学熱傷

次亜塩素酸ナトリウム（じあえんそさん）

- ウィルスに効果あり
- 金属は×

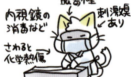

ノロウイルスといえばこちら！ / 嘔吐した後の消毒に！

エタノール

- 消毒用のアルコール 70〜80%の濃度で効果が出る

アルコール消毒だー！ / それじゃない… / がはは。

ポビドンヨード

- 茶色い色がつく
- 芽胞以外の病原体に効果があり、低毒性
- 金属は×

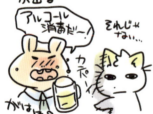

使った後はふきとる用におしぼりも一緒に用意

消毒薬に頼らず、石けんによる洗浄、流水による手洗いを行い、手袋やエプロンを着用することが一番大事だよ。

フェノール・クレゾール石けん

- 金属 ×
- 結核菌に効く

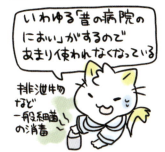

いわゆる「昔の病院のにおい」がするのであまり使われなくなっている

排泄物など一般細菌の消毒

クロルヘキシジングルコン酸塩

- 結核菌に効かない
- 無刺激で低毒性なので一般的な皮膚、創部の消毒に用いる

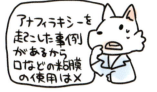

アナフィラキシーを起こした事例があるから口などの粘膜の使用は ×

逆性石けん

- ベンザルコニウム塩化物
- 洗浄する力はゆるいけど殺菌力がある石けん

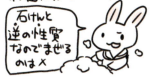

石けんと逆の性質なのでまぜるのは ×

- 結核菌に効かない

MEMO

細菌は芽胞(がほう)とよばれる厚い膜でおおわれているものがいて消毒薬や熱につよい

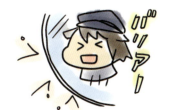

医療現場で大切な滅菌について

病院では鑷子（せっし）や鉗子（かんし）などの器械は洗浄後にオートクレーブ（高圧蒸気滅菌法）で滅菌される

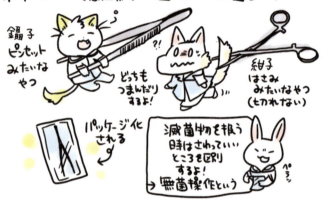

> 滅菌物を扱う時はさわっていいところを区別するよ！
> → 無菌操作という

🐾 バイオハザードマークについて

病院内では感染性廃棄物は色分けされたバイオハザードマークのついている箱にすてる！

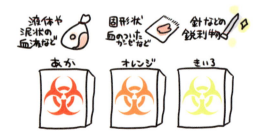

ほかにも、エチレンオキサイドガス滅菌法、過酸化水素低温ガスプラズマ滅菌法、乾熱滅菌法があるよ。

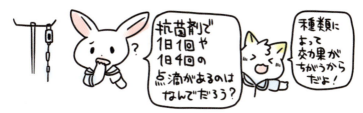

薬物療法で知っておきたい抗菌剤の濃度依存と時間依存

濃度依存 … 1回の投与量を多く：アミノグリコシド系、ニューキノロン系

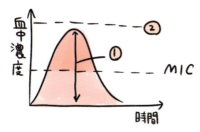

- ①の高さが高いほど効果がある
- けれど②より高くなると体によくない

時間依存 … 投与回数を多く：βラクタム系

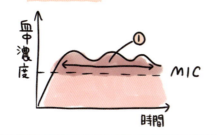

- MICより濃度が高い時間①が長いほど効果あり
- 高ければいいとかはない。

MICは、最小発育阻止濃度（細菌の成長を止めるのに必要な薬の最低濃度）のことだよ。

主な感染症について

性感染症＝AIDSじゃないよ！HIV

HIV感染症は性感染症（STD）のひとつ
ヘルパーT細胞（CD4リンパ球）に感染
　↳リンパ球が含まれるものを介して感染
　　　血液、母乳、精液、膣分泌液

汗やだ液は大丈夫だよ！

AIDSって何？ HIVとの違いは？

HIV感染症と診断される
　　＋
指標疾患の1つ以上
　を発症したもの

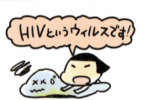
HIVというウィルスです！

MEMO

HIV感染したらAIDSではなく
感染した後に別の病気
（指標疾患）になったときをいうよ！

ここでは主な感染症の感染経路や症状、潜伏期間や予防法などを見ていくよ！

8章 感染症／主な感染症について

HIV感染からAIDS発症の流れ

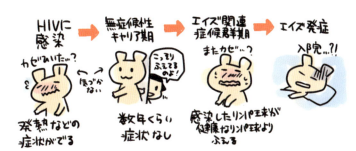

- 🐾 AIDSの治療は多剤併用療法（HAART）でウイルスが増えたり活発になるのをおさえる  治らない

日和見感染について

健康な人は感染しないような弱い微生物に感染すること

がん

免疫抑制剤投与中

放射線治療中

AIDSなどの病気

- 🐾 免疫力が低下している患者を易感染性宿主という

何にあたった!? 食中毒

食中毒とは悪いものに汚染された食物をとることによって起こる病気のこと

食中毒の症状

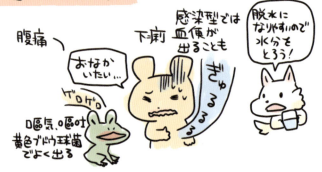

食中毒の潜伏期間は菌によって違う

潜伏期間とは感染して症状が出るまでの期間

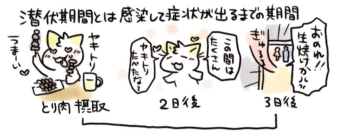

この期間を潜伏期間という

主な原因菌と潜伏期間、原因食

タイプ	原因菌 潜伏期間	原因食
感染型 菌が増えて発症 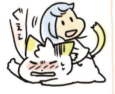 潜伏期間が長い 発熱しやすい	サルモネラ 潜 8〜48時間	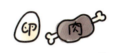
	腸管出血性大腸菌 潜 3〜5日	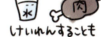 けいれんすることも
	カンピロバクター 潜 2〜7日	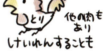 とり 他の肉もあり けいれんすることも
	腸炎ビブリオ 潜 12時間	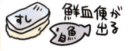 すし 白魚 鮮血便が出る
毒素型 菌が出す物質が毒 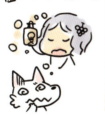	黄色ブドウ球菌 潜 3時間	加工食品
	ボツリヌス菌 潜 12〜36時間	かんづめ 神経・筋麻痺がおこることも

ウイルス性食中毒

- ロタウイルス：乳幼児でみられる。便が(黄)白色になる
- ノロウイルス

ちゃんと休もう！インフルエンザ

症状

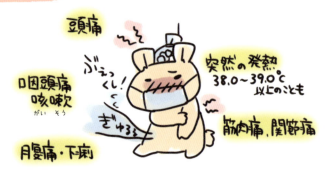

- 頭痛
- 咽頭痛・咳嗽(がいそう)
- 突然の発熱 38.0〜39.0℃以上のことも
- 筋肉痛、関節痛
- 腹痛・下痢

感染経路と潜伏期間

おもに飛沫感染。潜伏期間は1〜3日

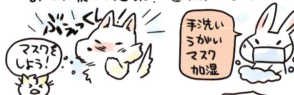

「マスクをしよう！」
「手洗い うがい マスク 加湿」「たいせつ！」

🐾 学校保健安全法では
熱が出てから5日間
熱が下がって2日間 休みとなる

「最低でも5日は休みだ…」

NOTE: インフルエンザ患者は肺炎やインフルエンザ脳症の合併症に注意が必要だよ。

インフルエンザワクチン

約2週間で効果が出る
特異的能動免疫
(自らインフルエンザの抗体をつくる)

卵を培養に使って
いたりするので
アレルギー注意！

カクニン
しよう！

予防接種でインフルエンザに
かからないとは限らない！

検査

長いめん棒を
鼻のおくに入れますよ

鼻腔または咽頭を
スワブでぬぐう

治療

- 抗インフルエンザウイルス薬

色々な投与方法
がある

オセルタミビルリン酸塩 内服薬
ザナミビル水和物 吸入薬
ペラミビル水和物 点滴 など

- 小児のインフルエンザの発熱にはアセトアミノフェン！

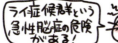ライ症候群という
急性脳症の危険
がある！

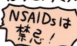NSAIDsは
禁忌！

抗インフルエンザウイルス薬は薬剤名に「○○ビル」とつくよ。

冬の風物詩？ ノロウイルス

症状

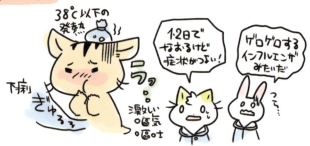

乳児や高齢者の脱水、吐物による窒息、誤嚥性肺炎に注意

感染経路と潜伏期間

おもに経口感染。潜伏期間は1〜3日

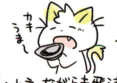

ノロウイルスさん
ヒトの中ではよく増えるのに
実験系ではあまり増えないので
研究がすすまない

と言いながらも飛沫感染…
吐物、便に含まれるウイルスがただよって体に入る

感染症法	感染性胃腸炎として5類感染症 定点把握疾患に定められている
食品衛生法	食中毒が疑われる場合は24時間以内に保健所へ

検査

顕微鏡でウイルスを探す or クイックナビーノロなどを使用する（15分でわかる）

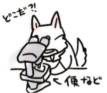

3歳未満と65歳以上では保険適用

治療

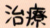

抗ウイルス薬はありません！！！

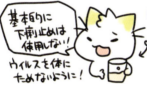

基本的に下痢止めは使用しない！
ウイルスを体にためないように！

脱水になりやすいので経口補水液をのむ
おなかが冷えると下痢がひどくなるのであたためる！

POINT

ノロウイルス感染症は予防が大切！

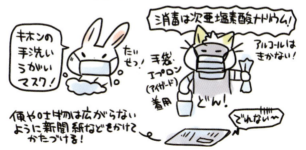

キホンの手洗いうがいマスク！
たいせつ！

消毒は次亜塩素酸ナトリウム！
アルコールはきかない！
手袋・エプロン（アイガード）着用
どん！
どんな〜

便やロ吐物は広がらないように新聞紙などをかけてかたづける！

今もあるよ！肺結核

原因と症状

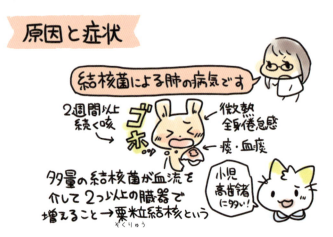

結核菌による肺の病気です

2週間以上続く咳
微熱 全身倦怠感
痰・血痰

多量の結核菌が血流を介して2つ以上の臓器で増えること→粟粒結核という
ぞくりゅう

小児高齢者に多い！

現場での注意点

結核菌は空気感染するため排菌している可能性がある場合はN95マスクや陰圧個室隔離となる！

ここです！
患者→ サージカルマスク

外（ろう下）より気圧が低くなっているけれど何も感じないよ

N95マスクは普通のサージカルマスクよりフィットする

施設によって異なるときもあるのでチェック！

検査と予防接種

- 喀痰（かくたん）検査、QFT検査（クォンティフェロン血液検査）、レントゲン検査
- ツベルクリン検査

 肺野に空洞を伴う陰影

予防接種はBCG ― ハンコ注射とよばれているやつ！（肩の下になる）

治療

🐾 5剤を組み合わせて約6ヶ月間行う

くすりの名前と略称	副作用
イソニアジド（INH）	肝障害（ビタミンB6をとる！）末梢神経障害
リファンピシン（RFP）	腎障害、血小板減少
ピラジナミド（PZA）	胃腸障害、高尿酸血症、関節痛
エタンブトール塩酸塩（EB）	視力障害
ストレプトマイシン硫酸塩（SM）	腎障害、第Ⅷ脳神経障害

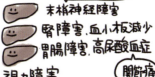

 ストマイ難聴 キーン めまい 耳鳴り

 正しく飲まないと耐性菌ができる → 直接服薬確認療法（DOTS）を行うこともある

 保健所の人が訪問し、目の前で内服

院内感染に気をつけよう

院内感染と市中感染

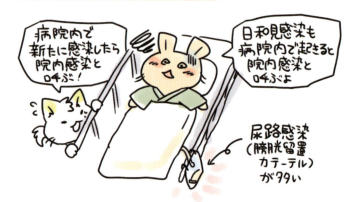

院内感染の原因の1つ、菌交代現象

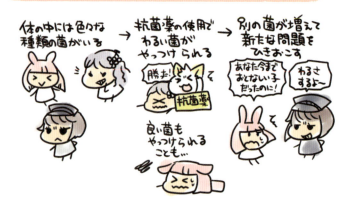

院内感染の原因菌のひとつ、MRSA

メチシリン耐性黄色ブドウ球菌

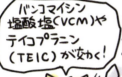
バンコマイシン塩酸塩（VCM）やテイコプラニン（TEIC）が効く！

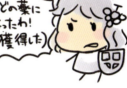
メチシリンなどの薬に強くなったわ！（耐性を獲得した）

たたかうぞ！

ブドウ球菌は常在菌として健康な人でも口や鼻にいたりするよ！

でも免疫力のひくい人が感染すると肺炎、腸炎、敗血症になることもある

MEMO

医療者が他の患者へうつす原因にもなるため感染予防策をしっかりとろう！

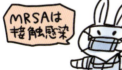

MRSAは接触感染

例えば痰とるとき…
← アイガード
← マスク
← エプロン
← 手袋

Kage Column

"清潔のはなし"

あらゆる感染の
おそれがある病院ですが、
院内ではガウンに手袋、
マスクと完全防備なので、
実際に汚染されることは
ほとんどありません。
でも自宅のベッド
（というか寝室）には
シャワー後でないと入らない！
という自分ルールがあります。
でも、毎日疲れているから
シャワーをあびる気力もなく、
ついつい廊下で寝る日々……。

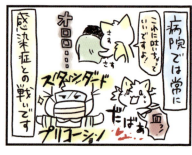

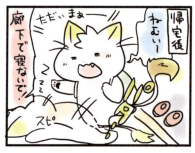

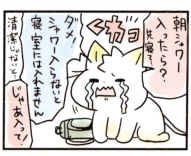

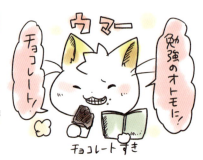

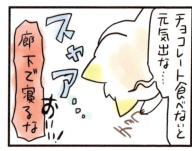

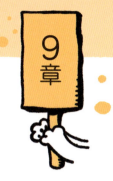

呼吸器
（こきゅうき）

- 左肺は心臓に気を遣ってる！
  ～呼吸器の解剖生理
- 聴診器を胸にあてて…
- よい呼吸は検査でわかる!?
- 呼吸器疾患
  肺炎
  喘息
  SAS
  COPD
  呼吸不全

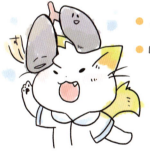

左肺は心臓に気を遣ってる!
~呼吸器の解剖生理

空気の通り道 気道

気道は上下に分かれる!

上気道:鼻腔→咽頭→喉頭

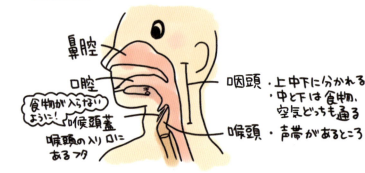

- 咽頭・上中下に分かれる
  ・中と下は食物、空気どっちも通る
- 喉頭・声帯があるところ
- 喉頭蓋 食物が入らないように! 喉頭の入り口にあるフタ

下気道:気管→気管支→細気管支

気管と気管支の作りをチェック!

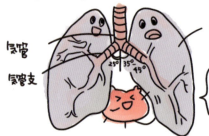

心臓を気にかけてくれてるからヒダリの分岐の角度が大きい!

呼吸器は鼻や咽頭から肺までのこと。
解剖生理と様々な病気、聴診や検査のポイントを覚えよう！

9章 呼吸器／左肺は心臓に気を遣ってる！

部屋割りが大事！肺(はい)

肺はパーツを分けて覚えよう！

肺はミギ3つ、ヒダリ2つに分かれる！

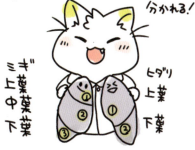

ミギ 上葉 中葉 下葉

ヒダリ 上葉 下葉

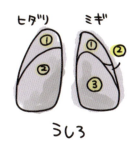

ヒダリ ①② / ミギ ①②③

うしろ

肺の働き

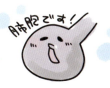

肺胞です！

ブドウのような形の肺胞がガス交換を行う

ポイント：肺の血管は動脈と静脈の名前が逆！

① 肺動脈：静脈血が肺に流れる
② 肺静脈：肺で動脈血になった血が左心房へ流れる

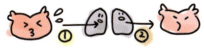

肺葉を気管支の分岐に合わせて左右それぞれ10個に分けた肺区域もあるよ。

聴診器を胸にあてて…

聴診するポイントを頭に入れよう！

前胸部

気管呼吸音

①~④
気管支呼吸音
？
気管支肺胞呼吸音

⑤~⑧肺胞呼吸音

鎖骨の間のくぼみから5cm下のカクッと隆起してるところは気管支分岐部 ここを基準に！

⑦⑧はいちばん下の肋骨より3本上

背部

気管呼吸音

①~④
気管支呼吸音
？
気管支肺胞呼吸音

⑤~⑧肺胞呼吸音

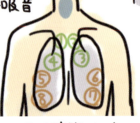

肩甲骨がカベになってきこえないので避けて聞く！

左右の鎖骨間のくぼみ（胸骨上切痕）から5cmほど下に隆起している胸骨角がちょうど気管支分岐部の高さだよ。

聴診は心音や呼吸音を聞いて
呼吸器や心臓の異常の手がかりにするよ。

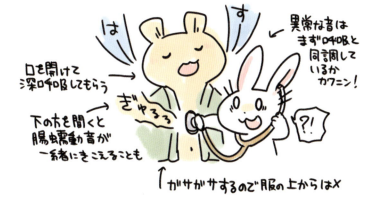

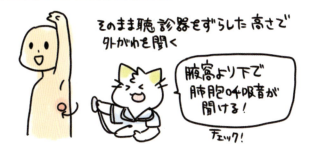

第7肋骨がちょうど肺の下だよ。

異常呼吸音はこう聞こえる！

吸った時は「断続性ラ音」！

水泡音（すいほうおん） coarse crackles

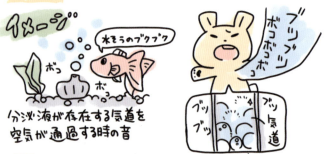

分泌液が存在する気道を空気が通過する時の音

疑い　気管支炎、肺炎、肺水腫、結核

捻髪音（ねんぱつおん） fine crackles

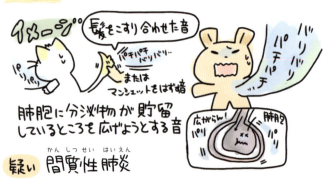

肺胞に分泌物が貯留しているところを広げようとする音

疑い　間質性肺炎（かんしつせいはいえん）

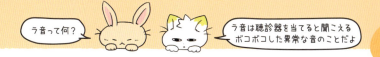

ラ音って何？

ラ音は聴診器を当てると聞こえるボコボコした異常な音のことだよ

9章 呼吸器／聴診器を胸にあてて…

吐いた時は「連続性ラ音」！

笛音(てきおん) or 喘鳴音(ぜんめいおん) piping or wheezing sound

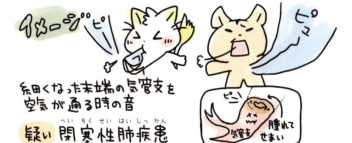

細くなった末端の気管支を空気が通る時の音

疑い 閉塞性肺疾患(へいそくせいはいしっかん)

いびき音 rhonchi

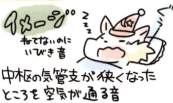
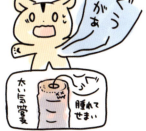

中枢の気管支が狭くなったところを空気が通る音

疑い 肺がん、気管支炎、気道異物、喘息

胸膜摩擦音(きょうまくまさつおん) pleural friction rub

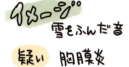

イメージ 雪をふんだ音

疑い 胸膜炎

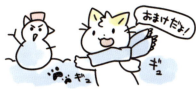

おまけだよ！

よい呼吸は検査でわかる!?

すって吐くだけ！スパイロメトリー

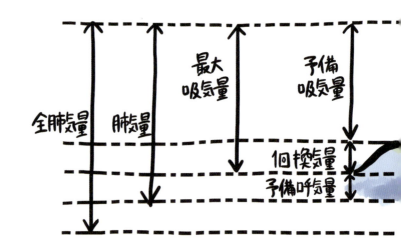

スパイロメトリーでわかること

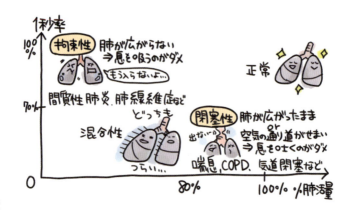

肺の状態を知る検査にはスパイロメトリー、
呼吸の質を知るには血液ガス検査があるよ。

9章 呼吸器／よい呼吸は検査でわかる!?

🐾 スパイロメトリーは肺がどんな状態なのかわかる呼吸の検査

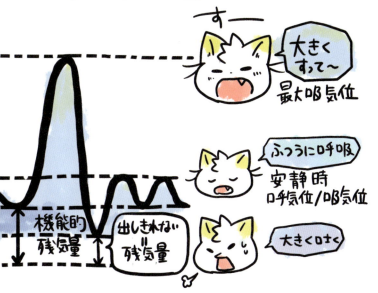

%VC (%肺活量)

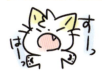

思いっきり呼吸した量が性別、年齢
身長によって出された基準値の何%か
80%未満は拘束性換気障害

FEV₁.₀% (1秒率)

息を思いっきり吸って吐いた時に
吐きはじめの1秒間で全体の何%が
出たか
70%未満は閉塞性換気障害

血で調べる！血液ガス検査

血液ガス検査は血で呼吸の状態が分かる検査

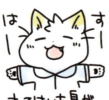

すってはいた息が
どうなっているか
（ガス交換の状態）

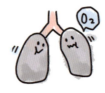

肺でどのくらい酸素を
ゲットできたか
（酸素化の状態）

体の中の
酸・塩基平衡が
わかる

検査はドクターがやるよ！

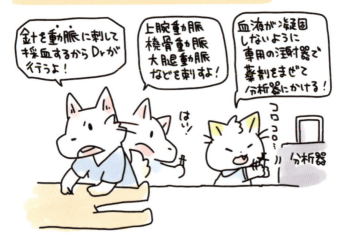

針を動脈に刺して採血するからDrが行うよ！

上腕動脈
橈骨動脈
大腿動脈
などを刺すよ！

血液が凝固しないように専用の注射器で薬剤をまぜて分析器にかける！

患者さんの体にAライン（動脈圧ライン）が入っているときはナースがシリンジに取るけど、刺すのはドクターだよ。

血液ガスの成分

		基準値
pH	血液のpH	7.35〜7.45
$PaCO_2$	動脈血の中にある二酸化炭素の圧力	35〜45 Torr
PaO_2	血漿(けっしょう)に溶解している酸素の圧力	100-(年齢×0.3)Torr 80〜100 Torr
SaO_2	ヘモグロビン Hbに結合している酸素の割合	95%以上
HCO_3^-	肺で排出できない酸を中和する $PaCO_2=40Torr$の時にこの値をとる	24(22〜26) mEq/L
Base Excess BE	ので$PaCO_2=40Torr$でない時のHCO_3^-の値を知りたいときに使う	0±2 mEq/L
Lactate 乳酸	組織の低酸素による嫌気代謝でできる 半減期は15分なので低下していない場合は組織の虚血が続いてる	0.5〜1.6 mmol/L

CO_2の酸を中和してくれる奴(HCO_3^-)はいるのかー?!

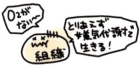

O_2がない〜 組織 / とりあえず嫌気代謝で生きる!

呼吸器疾患

肺炎

どんな病気?

病原体が肺の中に入って炎症を起こす。
呼吸器感染症で細菌性と非定型がある。

主な肺炎の種類

誤嚥性肺炎

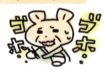

- 高齢者に多い
- 口腔内のものが気管に入ることでおこる
- 口腔内の常在菌などが原因

間質性肺炎

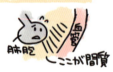

- 通常の肺炎は気管支や肺胞の中で起こるのに対し、肺胞と毛細血管を囲む間質の炎症
- 拘束性換気障害
- ステロイドの投与を行う

「かぜ」はウイルスや細菌などによる上気道の急性炎症のことで、「かぜ症候群」と呼ばれるよ。

呼吸器疾患でおさえたいのは主な病気を説明していくよ。
症状や治療法などを覚えてね。

9章 呼吸器／呼吸器疾患

喘息（ぜんそく）

どんな病気？

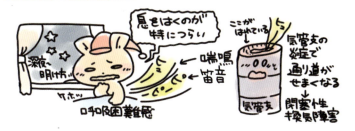

息をはくのが特につらい
浅く明け方
呼吸困難感
喘鳴 笛音
ここがはれている
気管支の炎症で通り道がせまくなる
気管支
閉塞性換気障害

治療

ステロイドなどさまざまな薬を使う

- アレルギーを調べる
- 重症度に合わせて点滴、吸入薬、内服などがある
- 予防薬をつかう

発作が起きたら

- 肺が広がりやすいように起坐位
  （起きれない時はベッドの頭側を上げる！）
- 腹式呼吸

口すぼめ呼吸

いつから起きたか、SpO₂、呼吸回数、チアノーゼをチェック

喘息には吸入ステロイド薬、ロイコトリエン受容体拮抗薬、テオフィリン徐放製剤、抗アレルギー薬などがあるよ。

SAS（睡眠時無呼吸症候群）

どんな病気？

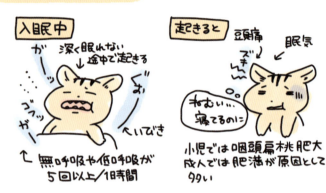

治療

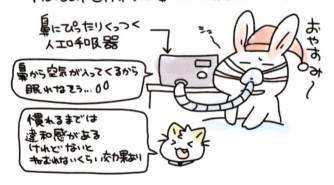

CPAP治療にはフェイスマスクタイプもあるよ！

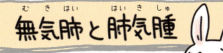

無気肺

いろんな理由で"肺胞がふくらめないこと"
全身麻酔下の術後合併症で多い

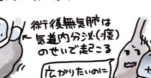

術後無気肺は気道内分泌(痰)のせいで起こる

肺水腫

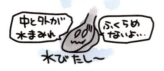

肺の間質、肺胞に水がたまる
・肺胞がふくらまない
　↳無気肺のひとつ
左心不全による心原性肺水腫が多い

肺気腫

COPDで起こる状態のひとつ
息を出すのがつらい閉塞性換気障害

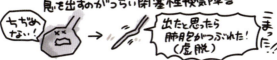

COPD (慢性閉塞性肺疾患)

どんな病気?

P212でやったスパイロメトリーで1秒率が低下する。息が出しづらくなる病気

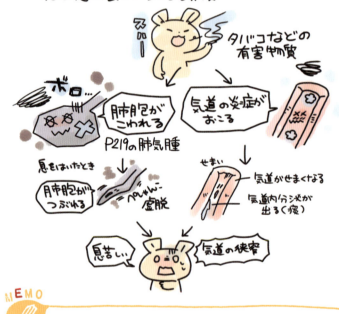

MEMO

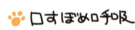

🐾 口すぼめ呼吸

口をすぼめてゆっくり息をはくと気道内圧が上がって気道が広がる!

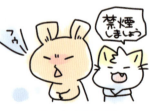

口すぼめ呼吸は喘息の発作が起きたときにも呼吸をラクにする効果があるよ。

治療

薬物療法

抗コリン薬
β2刺激薬などの
気管支拡張薬
吸入ステロイド
去痰薬(きょたんやく)など

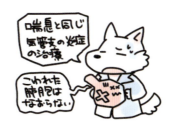

HOT療法
(在宅酸素療法)

$PaO_2 ≦ 55Torr$または
労作時につよい低酸素血症が
ある時に酸素ボンベや
酸素供給装置で投与する

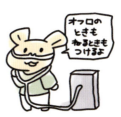

COPDは CO_2 ナルコーシスに注意！

息をはくのがっちぃ
→ CO_2 が体に
  たまっている
→ SpO_2 が低下
  しているからとむやみに
  O_2 を投与しない

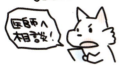

医師へ相談!

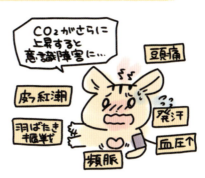

呼吸不全

どんな病気?

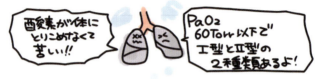

酸素が体にとりこめなくて苦しい!!

PaO_2 60Torr以下でⅠ型とⅡ型の2種類あるよ!

Ⅰ型呼吸不全

特徴

低酸素性呼吸不全
$PaCO_2$ 45Torr以下

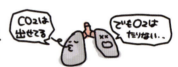

CO_2は出せてる

でもO_2はたりない..

原因

- 換気血流の不均等
- 拡散障害
- シャント

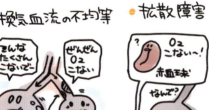

痰などで通り道がせまくなる

肺炎、肺塞栓症 など

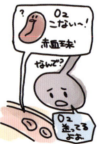

間質性肺炎
貧血 など

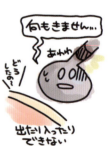

出たり入ったりできない

ARDS
無気肺 など

II型呼吸不全

特徴

換気不全
$PaCO_2$ 45Torr以上

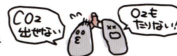

原因

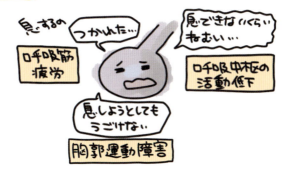

MEMO

息苦しい、SpO_2低下のときは
酸素投与！と考えるだけでなく
なぜ低酸素血症になっている
のかを考える！

酸素投与は維持療法
なので根本的な治療に
ならないことも

Kage Column

"自分でやってみて初めてわかるはなし"

ネブライザーといえば
喘息患者さんに使うパウダー状の
吸入薬がありますが、
ほかにも耳鼻科でおなじみの
蒸気を口で吸ったりするやつが
あります。
やってみて初めて、
患者さんもイヤな治療とか
あるよなぁ……と思いました。

ネブライザーに限らず
へんてこで、はずかしい
治療や検査は
たくさんあるのでタオルや
カーテンなどで配慮を！

よかったら使って下さい！

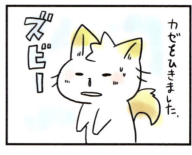

カゼをひきました。
ズビー

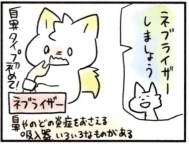

ネブライザーしましょう
自鼻タイプのはじめて！
ネブライザー
鼻やのどの炎症をおさえる吸入器、いろいろなものがある

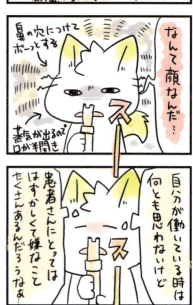

鼻の穴につけてボーっとする
なんて顔なんだ…
蒸気が出るので口が半開き

自分が働いている時は
何とも思わないけど
患者さんにとっては
はずかしくて嫌なこと
たくさんあるんだろうなぁ…

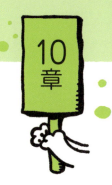

脳・神経系
（のう・しんけいけい）

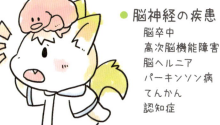

- 脳と神経のお仕事チェック！
  〜脳神経の解剖生理
- 意識レベルはパッと見て覚える！
  〜意識障害の評価
- 脳神経の疾患
  脳卒中
  高次脳機能障害
  脳ヘルニア
  パーキンソン病
  てんかん
  認知症
- パッと見て評価！MMT

脳と神経のお仕事チェック！
～脳神経の解剖生理

中枢神経系は脳と脊髄

中枢神経系は
生命に大切な機能を
指示したりする

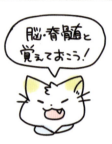

脳・脊髄と覚えておこう！

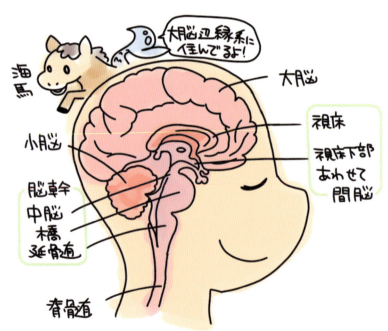

大脳辺縁系に住んでるよ！

- 海馬
- 大脳
- 小脳
- 視床
- 視床下部
- あわせて間脳
- 脳幹
- 中脳
- 橋
- 延髄
- 脊髄

神経系は機能的に中枢神経と末梢神経に分かれているよ。
末梢神経は役割別に12に分かれているのでしっかり覚えよう！

10章 脳・神経系／脳と神経のお仕事チェック！

くわしく！

大脳（だいのう）
思考、判断、記憶

小脳（しょうのう）
運動系の統合
平衡　姿勢
よっと

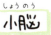

間脳（かんのう）

- 視床
感覚情報を大脳へ

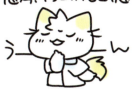

- 視床下部
本能行動、自律神経系
はらへたー!!

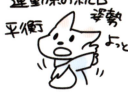

脳幹（のうかん）

- 中脳
姿勢の保持
視覚、聴覚
シャキ！

- 橋
排尿
ちょっとまってて

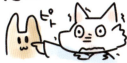

- 延髄
呼吸、循環
嚥下、嘔吐
すーはー
ごっくん

末梢神経系といえば脳神経!

🐾 脳神経 I～XII を覚えよう

I 嗅神経
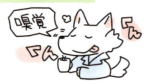

II 視神経
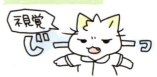

III 動眼神経
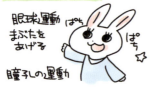

眼球運動
まぶたをあげる
瞳孔の運動

IV 滑車神経

眼球運動　外がわにうごく
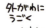

フツー　障害されると…

V 三叉神経
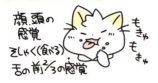

顔・頭の感覚
そしゃく(食べる)
舌の前2/3の感覚

VI 外転神経

眼球運動　内がわにうごく

フツー　障害されると…

覚え方　脳神経の覚え方

数字で言われることもあるから覚えよう!

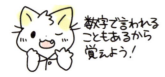

嗅いで 見る 動く 滑車が3つ
 I   II   III   IV   V

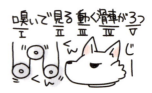

脳神経は12対あって、鼻・眼・耳と筋肉、皮膚に分布して刺激を伝達したり、体を動かしたりするんだよ

10章 脳・神経系／脳と神経のお仕事チェック！

Ⅶ 顔面神経（がんめん）

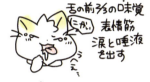

舌の前2/3の味覚、表情筋、涙と唾液を出す

Ⅷ 内耳神経（ないじ）

聴覚、平衡感覚

障害されるとめまい

Ⅸ 舌咽神経（ぜついん）

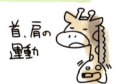

嚥下と構音
舌の残り1/3の感覚、味覚
唾液を出す

Ⅹ 迷走神経（めいそう）

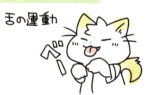

消化器などの臓器の感覚、運動
声を出す運動

障害されると嗄声だよ

Ⅺ 副神経（ふく）

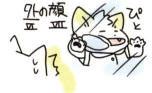

首、肩の運動

Ⅻ 舌下神経（ぜっか）

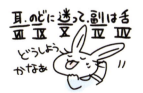

舌の運動

外の顔　Ⅲ Ⅶ　ぴと

耳、のどに迷って、副は舌
Ⅷ Ⅸ Ⅹ Ⅺ Ⅻ
どうしようかなぁ

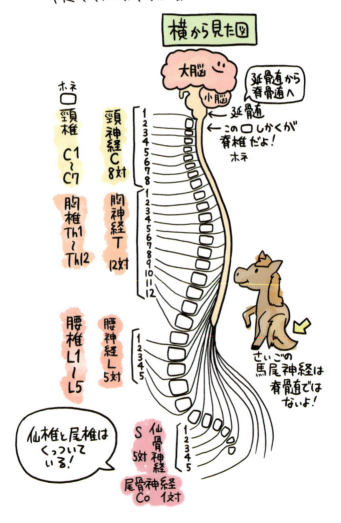

脊髄神経を勉強するときは脊椎と神経の個数、何対なのかを覚えておこう！

脊骨直神経は植木算！

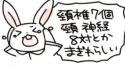
頚椎7個 頚神経 8対とか まぎわらしい

脊椎のスキマから脊髄神経が出ているので交互に並んでいるイメージ

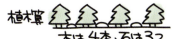
植木算 🌲🌲🌲🌲
木は4本、石は3つ

頚神経は8本(対とよぶ)
頚椎は7個ある

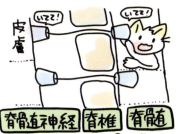

脊骨直神経	脊椎	脊髄
伝えるヒモ	スキマの骨	脳からのびる神経の束

MEMO

🐾 デルマトーム（皮膚分節）について

つながっている皮膚の部位と神経は決まっている

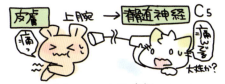
皮膚 上腕 → 脊髄神経 C5

このどの神経とどの皮膚の感覚が対応しているかを表しているのがデルマトーム

自律神経

自律神経は交感神経と副交感神経に分かれる

交感神経の働き

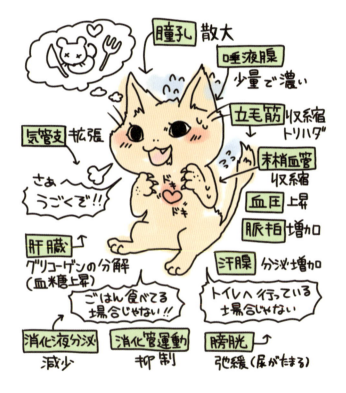

自律神経系はアセチルコリンとノルアドレナリンという2つの神経伝達物質で刺激が伝えられるんだよ。

自律神経は意志とは関係なく機能して、器官の働きを調節する神経のこと。ここ、大事だよ！

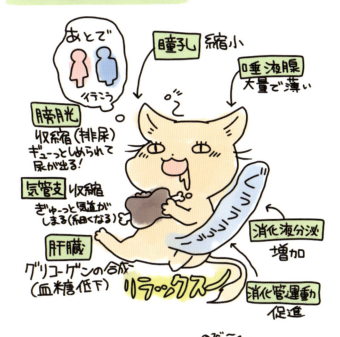

意識レベルはパッと見て覚える！
〜意識障害の評価

JCS方式
（数字が多いほどヤバイ！）

Ⅲ. 刺激しても覚醒しない
（痛くすると動くかどうか）

- **300** まったく動かない
- **200** 手足を少し動かす 顔をしかめる （除脳硬直も含む）
- **100** 払いのける動作をする

🐾 何をしても目は開きません

Ⅱ. 刺激すると覚醒する
（何の刺激で目が開くか）

- **30** 痛み刺激でかろうじて開眼
- **20** 大きな声、または体を揺さぶることにより開眼
- **10** 呼びかけに容易に開眼

🐾 しゃべりません。刺激がないと目をとじる

> **NOTE**
> 除脳硬直は体全体がピーンとはって、エビ反りのようになることだよ。

脳が損傷を受けると意識障害におちいるよ。
JCSとGCSは現場でつかいまくるよ！

Ⅰ. 刺激しなくても覚醒

（目が開いているときに質問してみます）

3	名前、生年月日が言えない
2	見当識障害あり
1	いまひとつはっきりしない

（ここはどこですか？ / うーん… / 家！）
（質問には答えてくれるけど何かヘンだなぁ…）

🐾 目を開けていたら
　名前、生年月日 → 今日の日付、現在の場所をたずねる！

MEMO

🐾 表現方法メモ

- なんともない（意識清明）は0で表現
- ほかに見ること
  - R: 不穏 (Restlessness)
  - I: 失禁 (Incontinence)
  - A: 自発性(自発性)喪失 (Apallic State)

（あてはまらなかったらなしでOK！）

- 表現の仕方（一例）

左のようなときは
Ⅱ群の20と書いてある文章＋失禁です
この場合は
Ⅱ-20Ⅰ (2-ⅡⅠ) or 20Ⅰ
と表現します
Ⅱ-20Ⅰと表しがちですが
本当は違うんです
（群ですでに2ケタだから）

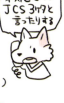

（救急ではJCS 3ケタと言ったりする）

意識清明の0（ゼロ）は「クリア」とも言うよ。

GCS方式
（数字が少ないほどヤバイ！）

開眼機能　Eye Opening 👁

- **4点** 自然に開眼 — 何もしなくても目がひらいている
- **3点** 呼びかけると開眼 — 声かけで目が開く
- **2点** 痛みに対し開眼 — 刺激で目が開く
- **1点** 開眼しない — 何をやっても目が開かない

言語機能　Voice（本当は Best Verbal Response）

- **5点** 見当識がある
- **4点** 意味のない会話をする
- **3点** 意味のない単語を発する
- **2点** 単語にならない発声のみ
- **1点** 反応なし — 無言

> **NOTE**　見当識とは、今の時間、自分がいる場所、周囲の人のこと。これを正しく認識できないことを見当識障害というよ。

10章 脳・神経系／意識レベルはパッと見て覚える！

運動機能　**M**ove（本当は Best Motor Response）

- **6点** 命令に従う
- **5点** 痛み刺激の部位がわかる
- **4点** 痛み刺激から逃げる
- **3点** 除皮質硬直反応　病的屈曲→手が胸の上
- **2点** 除脳硬直反応　伸展反応→弓なりにのびる
- **1点** 反応なし　動かない

MEMO

🐾 表現方法メモ

E4V5Mのように E, V, M と評価して数字で表現するよ！

痛み刺激はアザなどケガをしないように与える
- 胸骨をグーでおす
- 手指の爪のところをつまむ

まずは肩をたたいて反応をみよう！

JCSは「Japan Coma Scale」の略。GCSは「Glasgow Coma Scale」の略で、英グラスゴー大学で考案されたものだよ。

脳神経の疾患

脳卒中

どんな病気？

急に発症した脳血管障害のこと

卒然（突然）邪風に中（あた）るが語源だよ

脳卒中の分類を覚えよう！

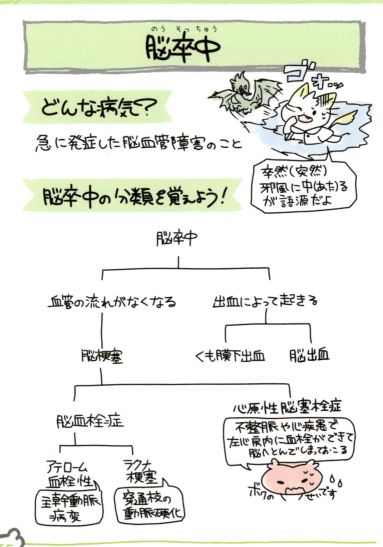

```
              脳卒中
              /    \
  血管の流れがなくなる   出血によって起きる
         |           /        \
       脳梗塞    くも膜下出血   脳出血
       /    \
   脳血栓症   心原性脳塞栓症
    /   \
アテローム  ラクナ
血栓性    梗塞
主幹動脈   穿通枝の
病変     動脈硬化
```

心原性脳塞栓症: 不整脈や心疾患で左心房内に血栓ができて脳へとんでしまっておこる

ボクのせいです

NOTE: 主幹動脈や穿通枝は脳の動脈のひとつだよ。

主な脳の病気についてまとめたよ。高次脳機能障害や認知症は周囲の理解や関わり方も重要だよ！

10章 脳・神経系／脳神経の疾患

脳出血（のうしゅっけつ）

多いのは被殻出血
出血している方に眼が移動（偏視）

脳幹（橋）出血は予後不良
まっすぐ（正中位）、ピンホール（縮瞳）

脳幹出血…で起こる
意識障害…起こる
頭痛…起こる
麻痺…起こる

くも膜下出血（まくか）

80%以上が脳動脈瘤破裂のせい
髄膜刺激症状がある

他にも髄膜炎でもおこる！

意識障害…起こる
頭痛…激しい！
麻痺…少ない

髄膜刺激症状を覚えよう！

- 項部硬直
  いたい！！
  あお向けのまま首を起こすと痛い

- ブルジンスキー徴候
  足まがっちゃう！
  あお向けのまま首を起こすと足がまがる

- ケルニッヒ徴候
  上がらない！！
  135°以上ひざをのばせない

脳梗塞（のうこうそく）

脳血管性認知症の原因（P246）
血栓溶解薬（rt-PA）の投与
血液さらさら薬で再発予防

意識障害…少ない
頭痛…少ない
麻痺…片麻痺

被殻は脳の大脳基底核の一部だよ。

NOTE

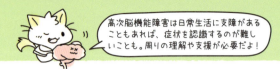

高次脳機能障害

病気（脳血管障害など）や事故（外傷）によって大脳皮質が障害されて起こる障害

どんな状態になる？

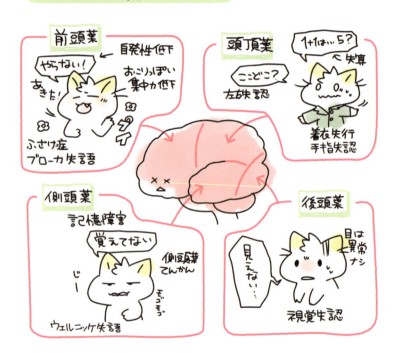

まずは直接的な症状 3つを覚えよう！

失語

- ウェルニッケ失語
  → 側頭葉にあるウェルニッケ野が障害されておこる感覚性の失語症

- ブローカ失語
  → 前頭葉にあるブローカ野が障害されておこる運動性の失語症

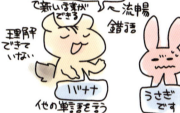

失認

分かる、見えるはずのものを認知できない

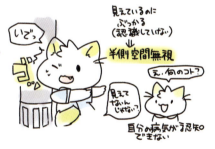

失行

麻痺や、関節を動かせないなどはないのに目的に合わせた行動ができない

脳ヘルニア

脳がむくんだり(浮腫)、がんや髄液の増加などによって頭蓋内がギュウギュウになって別のところへ押し出されること
→髄液圧で程度がわかる!

基準値 60～180mmH₂O

この値が200以上でギュウギュウになろうとしているのを「頭蓋内圧亢進」というよ!

頭蓋内圧亢進症状（とうがいないあつこうしんしょうじょう）

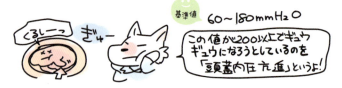

- 頭痛
- 吐き気・嘔吐
- 呼吸障害
- 意識障害
- うっ血乳頭（目の充血）
- 瞳孔異常
- 徐脈、高血圧 これをクッシング現象という!

MEMO

ヘルニアとは
臓器は普段は身体で決まったところにいるけれどスキマからとび出てくること

理由
1. 臓器が大きくなった（浮腫など）
2. 知らない子がいる（腫瘍、血腫）
3. 家がせまい、出口が広い（高齢）

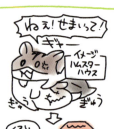

イメージ ハムスターハウス

パーキンソン病

脳の一部の異常により円滑な運動が行えなくなること

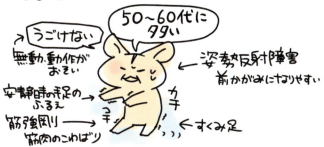

- 50〜60代に多い
- うごけない
- 無動・動作がおそい
- 安静時の手足のふるえ
- 筋強剛 — 筋肉のこわばり
- 姿勢反射障害 — 前かがみになりやすい
- すくみ足

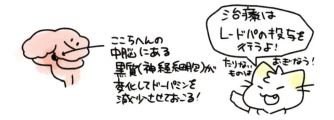

こっちへんの中脳にある黒質（神経細胞）が変化してドーパミンを減少させておる！

治療はL-ドパの投与を行うよ！
たりないものはおぎなう！

MEMO

🐾 すくみ足ってなに？
パーキンソン病で運動機能をつかさどるドパミンが減少しておこる運動障害のひとつ

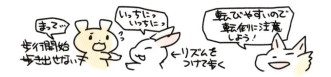

- まってッ 歩行開始 歩き出せない
- いっちに いっちに ← リズムをつけて歩く
- 転びやすいので転倒に注意しよう！

10章 脳・神経系／脳神経の疾患

てんかん

脳の細胞（大脳皮質の神経細胞）の異常な興奮によって起こる病気。種類によって症状はさまざま。

単純部分発作

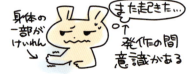

身体の一部がけいれん
「また起きた…」
発作の間意識がある

複雑部分発作

ぼー / モゴモゴ
自動症
呼びかけに答えない
発作の間意識がない

欠神発作（けっしん）

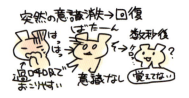

突然の意識消失→回復
過呼吸でおこりやすい
はっ / ばたーん / 数秒後 ?
意識なし
覚えてない

ミオクロニー発作

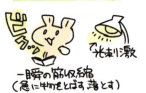

光刺激
一瞬の筋収縮
（急に物をとばす、落とす）

強直間代発作（きょうちょくかんたい）：大発作とよばれ、以下の経過をたどる

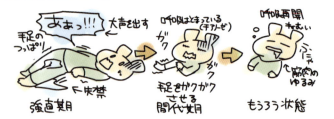

あぁっ!!! 大声を出す
手足のつっぱり
失禁
強直期

呼吸はとまっている（チアノーゼ）
ガクガク
手足をガクガクさせる
間代期

呼吸再開
筋肉のゆるみ
もうろう状態

けいれんは突然起きる筋肉の収縮のこと。強直発作は強直期にのみ起きるよ。

てんかんの特徴

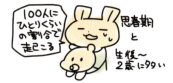
- 100人にひとりくらいの割合で起こる
- 思春期と生後〜2歳に多い

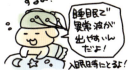
- 脳波（EEG）の検査をするよ！
- 睡眠で異常波が出やすいんだよ！入眠時にとる！

てんかんの治療

てんかん重積時（発作が5〜10分以上）は
ジアゼパムなどの薬剤投与を行う

←30分とするときも…

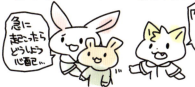
- 急に起こったらどうしよう心配…
- 内服などの治療でコントロール不十分なうちは付き添いをしよう！

てんかんが起きたら

- ☑ 落ちつく（大切）
  けいれんしたり、チアノーゼが出たりと見た目が大変だけれど、だいたいはそのままで回復する

- ☑ 安全の確保
  たおれてケガをしないように、外出時であれば安全なところへ移動

- ☑ 発作の状態を観察
  （時間、どんなけいれんなのか、意識レベル）

- ☑ 頻回に起こる、長時間意識がもどらない場合は治療が必要（ジアゼパム投与、救急要請）

認知症はものわすれ"だけじゃない！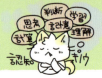

認知症

生まれてから発達していった認知機能が加齢などで後から(後天的に)低下していく状態のこと

認知症は大きく分けて2種類！

脳が変化して起こる 「変性性認知症」

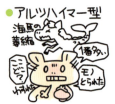

●アルツハイマー型
40歳未満でおこる若年性アルツハイマー病がある。

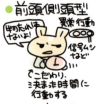

●前頭側頭型
ピック病をチェック

●レビー小体型
パーキンソン症状
P243をチェック！

脳の血管が障害されて起こる「脳血管性認知症」

多発性脳梗塞に多い認知症

脳の血流が悪くなることによって起こるため血圧変動によって起こりやすい

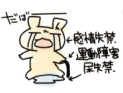

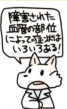

認知症の主な症状

中核症状

脳の機能障害

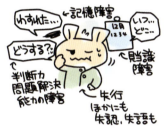

BPSD

行動、心理などの二次的症状

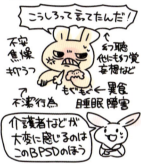

関わり方のポイント

認知症があると間違った発言や行動を行うことがあるけれど否定せず、辛かったりした思いを肯定したり、共感、受容的な声かけを行う

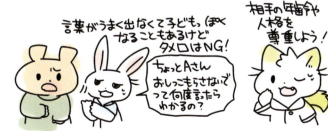

パッと見て評価！MMT

MMT（徒手筋力テスト）

MMTとは

全身の関節運動に関する筋力を6段階で評価する方法

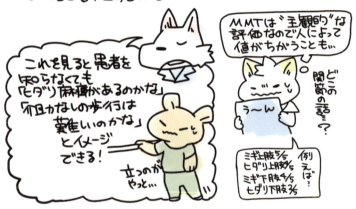

表現の方法

0もあるので6段階評価だけど 1/5 と分母は5！

「MMTヒダリ上肢 3/5」と表したりするよ！

数字を見てイメージできるようになろう！

脳の状態がどれほど回復してきたかを知るにはMMTを使うよ！
現場でも使うから覚えておこうね。

評価方法

5 normal　おさえていても足を持ち上げられる

強い抵抗を加えても完全に動かせる

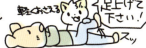

4 good　おさえなければ足を上げられる

かなりの抵抗を加えても完全に動かせる

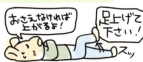

3 fair　膝が立てられる

3は重力OKと覚えよう！　重力に勝って完全に動かせる

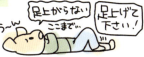

2 poor

重力を除けば完全に動かせる

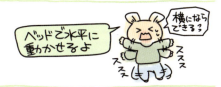

1 trace　ピクッと動く

筋収縮のみ

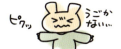

0 zero

筋収縮なし

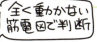

Kage Column

"死ぬことについて"

看護師として働いている間に、
いろんな患者さんが
いろんな理由で亡くなりました。
エンゼルケアがうまいと
言われたこともあったけれど、
どんなに経験しても
患者さんが亡くなるのは
慣れないし、悲しい。
だけど亡くなる患者さんに
立ち会うのは、私にとって
とても大切な時間です。

↓ 死亡確認した後はいつも一度外に出て深呼吸する

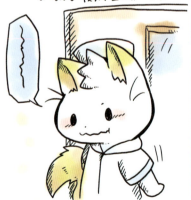
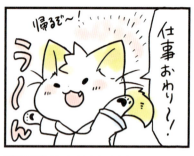

仕事おわり！
帰るぞ〜！
う〜ん

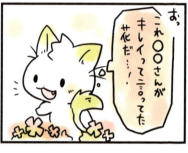

お、これ〇〇さんがキレイって言ってた花だ…！

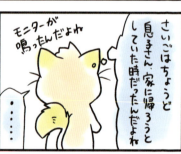

モニターが鳴ったんだよね
さいごはちょうど息子さん、家に帰ろうとしていた時だったんだよね
・・・・・

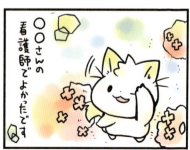

〇〇さんの看護師でよかったです

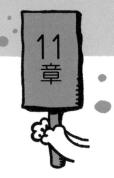

精神
(せいしん)

- フロイトの猫たち
  〜精神の構造
- 誰にでもおきる！
  認知のゆがみ
- エゴの必殺技！
  防衛機制
- 発達障害を知っておこう！

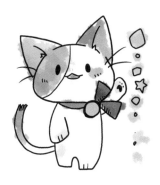

フロイトの猫たち
~精神の構造

フロイトの精神分析

ジークムント・フロイトは精神分析を考えて
精神疾患の治療をしようとしたよ

精神分析3つの葛藤(かっとう)

この章は3匹の猫が説明していくよ！

エス(イド) Es / id

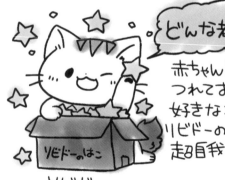

どんな考えでもいいよね！

赤ちゃん思考。大人になるに
つれておとなしくなる。
好きなことをしていたい。
リビドーの量を調節する。
超自我といつもケンカしてる。

リビドー
心のエネルギー。多いほど泣いたり
笑ったり感情が強くあらわれる。

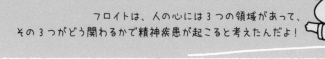
フロイトは、人の心には3つの領域があって、その3つがどう関わるかで精神疾患が起こると考えたんだよ！

エゴ（自我）Ego

現実はこんなモンじゃない！

外界（現実世界）と内界（心の中）を行ったり来たりできる。
イヤな事があると防衛機制という技が出せる。

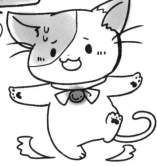

スーパーエゴ（超自我）Super Ego

こうしなきゃいけないよ！

理性のこと。
「〜してはいけない」
「〜しなくてはならない」が口ぐせ。小さい頃の親見や周りの環境に影響されたため、ルールにうるさい。

エスが好き勝手するのがイライラするためリビドーが入った箱をしめたりする。

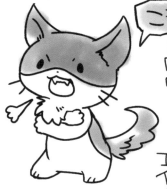

誰にでもおこる！
認知のゆがみ

認知のゆがみとは？

誇張的で非合理的な考え方のパターンで10種類ある。

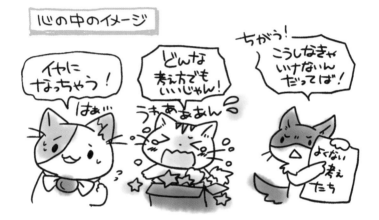

心の中のイメージ

認知のゆがみがあるとどうなる？

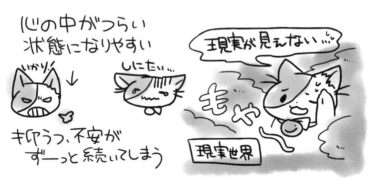

心の中がつらい状態になりやすい

キ印うつ、不安がずーっと続いてしまう

認知のゆがみは10パターンあるんだ。

11章 精神／認知のゆがみ

認知のゆがみ10パターン

① 全か無かの思考

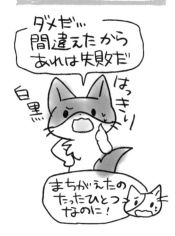

② ～すべき思考

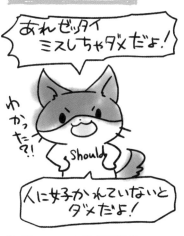

③ 行き過ぎた一般化

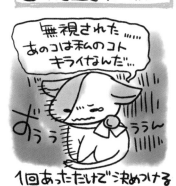

1回あっただけで決めつける

④ 心のフィルター

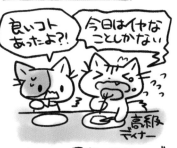

キレイな景色で小さいゴミをみつけて「汚い所だ」

⑤マイナス思考

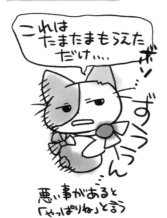

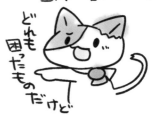

⑥論理の飛躍

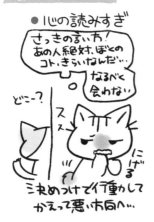

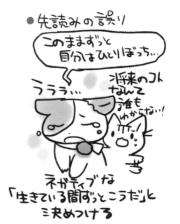

11章 精神／認知のゆがみ

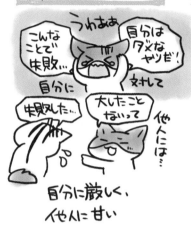

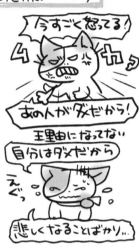

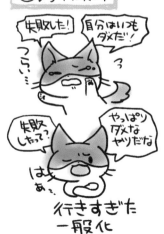

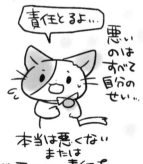

エゴの必殺技！
防衛機制

防衛機制ってなに？

心の中には無意識の領域があってストレスや不安などに出会うと自我(エゴ)が防御機制を行い自分を守ろうとする

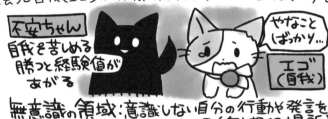

無意識の領域：意識しない自分の行動や発言を決めるところ(何となくの場所)

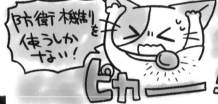
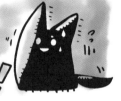

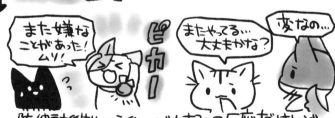

防衛機制は誰にでも起こる反応だけれど強すぎると病的なものになる可能性が…

心がストレスにさらされたときに無意識に起きる、
心を守るしくみだよ。

11章 精神／防衛機制

防衛機制の10パターン

①抑圧

辛い思いを
無意識の中に
おさえ込む
存在をなかったことにする

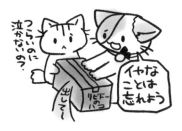

②否認

あるのは分かっている
けれど認めない。
いる（ある）のは知ってる

③取り入れ（同一化）

優れた人を模倣したり
他者との境界を
あいまいにする

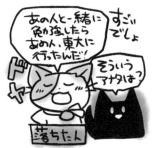

④置き換え（転移）

欲求や不安の対象を
別のものごとや人に
置き換える

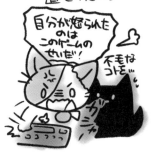

⑤投射（投影）

本当は自分が考えていることを相手がそう思っていると、自分の思いを押しつける

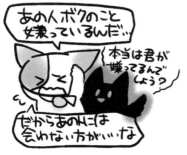

⑥反動形成

自分の本当の感情を抑圧しようとした結果反対の行動をとってしまう

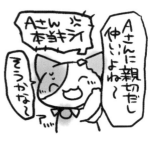

⑦合理化

出来なかったこと、満たされなかった欲求に都合のいい言い訳をして自分の行動を正当化する

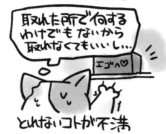

⑧退行

欲求不満が長く続くと以前の発達段階に戻り、おさない行動をとったりする

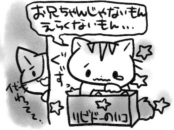

⑨昇華

社会では欲動の自由な発揮は禁止なのでスポーツ、ボランティアなどの社会的活動を行い転化する

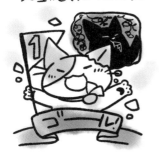

⑩補償

自分のコンプレックスを別の方法で補うこと

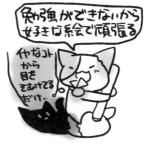

防衛機制の⑩は、フロイトの共同研究者のアドラーが提唱したものだよ。

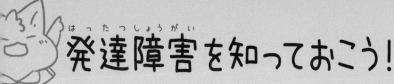
発達障害を知っておこう！

発達障害とは？

ADHDや自閉スペクトラム症など知的な遅れを伴うこともあるよ

生まれつき脳の一部に障害があることによってさまざまな症状がある。
症状に合わせた対応や理解が大切！

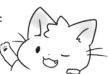

発達障害の分類

① 注意欠陥・多動性障害（ADHD）

② 自閉スペクトラム症（ASD）
（広汎性発達障害
　├ 自閉症
　└ アスペルガー症候群）

③ 学習障害（LD）

発達障害は精神疾患ではないけれど、
看護学では精神に入るよ。

11章 精神／発達障害を知っておこう！

① 注意欠陥・多動性障害（ADHD）

- 不注意（集中できない）
- 多動・多弁（じっとしてられない）
- 衝動的に行動

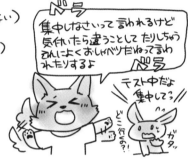

② 自閉スペクトラム症（ASD）

- コミュニケーション障害
- 対人関係、社会性の障害
- パターン化した行動

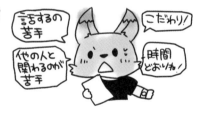

③ 学習障害（LD）

- 読み、書き、計算が他の知的発達に比べて苦手
- 会話はふつう

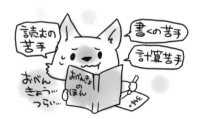

Kage Column

"フロイトの猫たち"

どんなに
心の中が雨でも、
応援してくれている
子たちがいます。
だから負けないで!

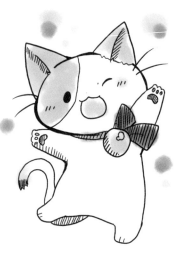

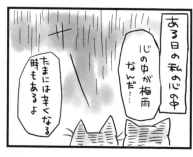

ある日の私の心の中
心の中が梅雨なんだ…
たまには辛くなる時もあるよ

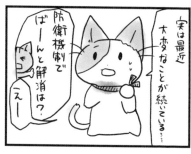

実は最近大変なことが続いている…
防衛機制でばーんと解消は?
えー

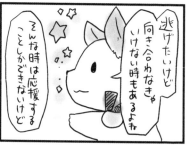

逃げたいけど向き合わなきゃいけない時もあるよね
そんな時は応援することしかできないけど

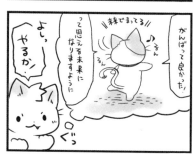

がんばって良かったって思える未来になりますように
棒でまってる
よし、やるか!
ぐっ

「かげ流」国試対策

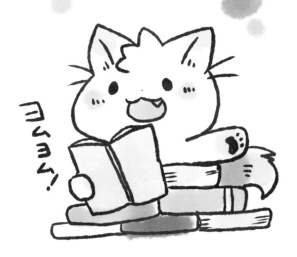

ゴロで覚えよう！

感染症法

1類感染症
ペストとメタトはウイルス。すぐに届出　すごく危険

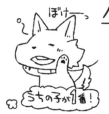

- ペット／ペスト
- 何とまぁ／南米出血熱
- ／マールブルグ病
- え／エボラ出血熱
- ら／ラッサ熱
- く／クリミア・コンゴ出血熱
- 天然／天然痘（痘そう）

2類感染症

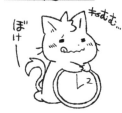

- 2時間／2類感染症　hour　H5N1とH7N9（鳥インフルエンザ）
- 時差／ジフテリア
- ／SARSとMERSコロナウイルス
- ボケ／ポリオ
- ／結核

3類感染症

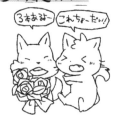

- コレら／コレラ
- 赤い／細菌性赤痢
- バラ／パラチフス
- ちょうだい／腸チフス
- ／腸管出血性大腸菌感染症

感染症や発達段階は
ゴロで覚えるのがいちばんだよ！

おまけ 国試対策／ゴロで覚えよう！

小児の発達段階

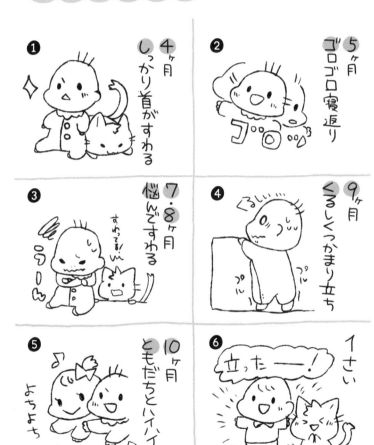

酸塩基平衡の考え方

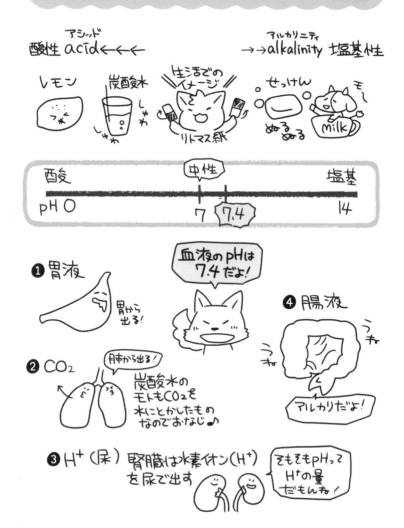

ややこしい酸塩基平衡は
考え方がわかればすぐ理解できるよ！

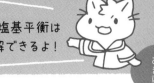

おまけ

国試対策／酸塩基平衡の考え方

体の中のpHのしくみ

体の中では血液をpH7.4にしたいけれど
病気によってpHが変わったりする（体にとてもわるい）

→ 体をなおそうとして主に肺と腎臓が
どうにかしようとがんばる ⇒ 代償という！

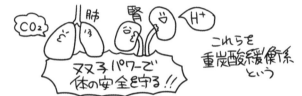

ヌヌ子パワーで
体の安全を守る!!

これらを
重炭酸緩衝系
という

血液中でどうなっているか

● アシドーシス

血液が酸性に傾いた
アシデミア（酸血症）

この病態を
アシドーシス

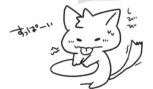

すっぱー

● アルカローシス

血液がアルカリに傾いた
アルカレミア（アルカリ血症）

この病態を
アルカローシス

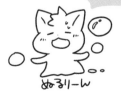

ぬるりーん

どんどん書き込め！
～体の解剖白地図

心臓

答え ➡ p96, 97 をチェック！

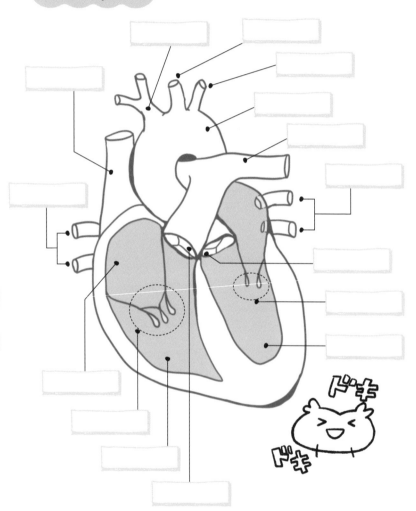

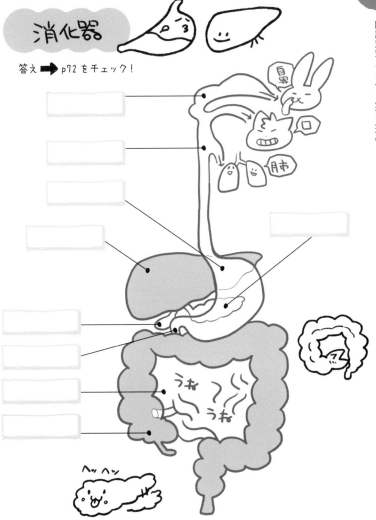

腎臓

答え ➡ p146,147 をチェック！

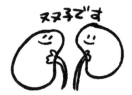

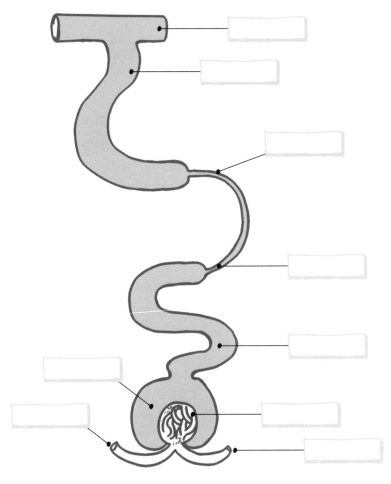

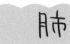

答え ➡ p206 をチェック！

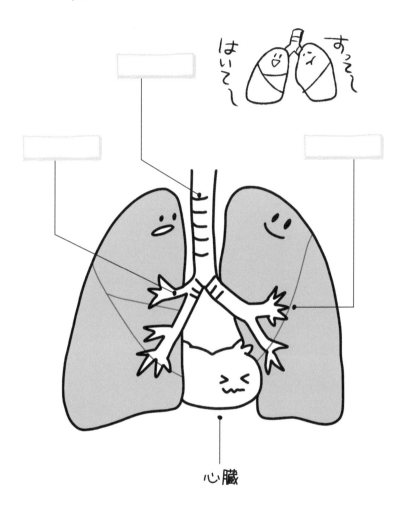

心臓

このホルモンどこからでてる?

答え ➡ p124, 125 をチェック!

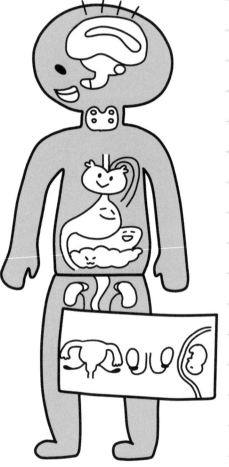

部位	ホルモン
視床下部	
下垂体前葉	
下垂体後葉	
松果体	
副甲状腺	
甲状腺	
心臓	
血管	
胃	
消化管その他	
肝臓	
膵臓	
腎臓	
副腎皮質	
精巣	
卵巣	
胎盤	
脂肪細胞	

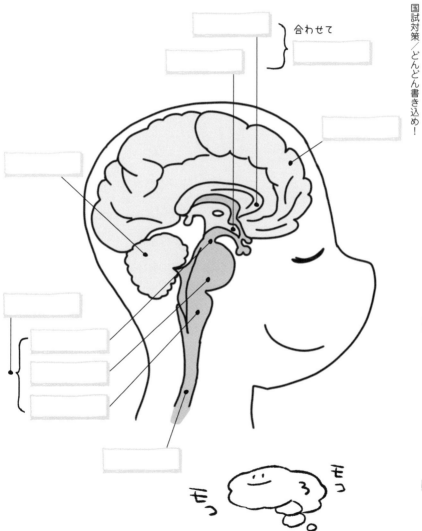

いよいよ国試！

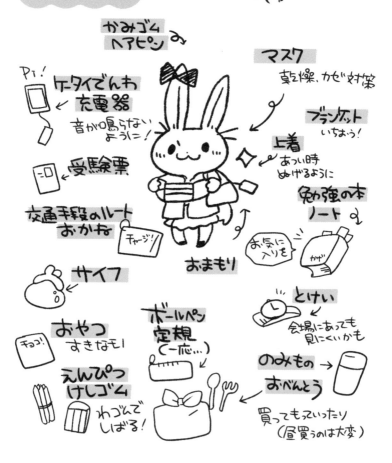

あとは自分を信じてがんばるのみ。
知識は絶対きみを裏切らないよ！

おまけ 国試対策／いよいよ国試！

マークシート対策

問題作成者の心理的にそうなる‥‥
ということをまとめてみました。
迷ったり、分からなかったときの "最終手段"
としてつかってね（すべてそうなるわけではありません！）

❶ 直感で選んだものは根拠のない限り変更しない

❷ 消去法で解く

❸ 5問連続で同じ答えになったら再検討する
　4問以下では後回し

❹ 選択肢の文章全体を見て短いほど短い選択肢
　長いほど長い選択肢を選ぶ

❺ 迷ったら4肢だったら2、3.5肢だったら3か4から

❻ 計算問題は2、3、5、10の数字になりがち

❼ 正反対の選択肢はどちらかが答え

❽ 間違いの選択肢は他の問題のヒントに

❾ 全否定の選択肢はだいたい不正解

応援してるよ！

NOTE

②は日頃から習慣づけておこう！ 違う選択肢の横に正解を書くようにするといいよ。

索引

記号・数字

% VC(%肺活量) … 212, 213
1回換気量 … 212
1型糖尿病 … 130
Ⅰ型アレルギー … 160
Ⅰ型呼吸不全 … 222
2型糖尿病 … 131
Ⅱ型アレルギー … 161
Ⅱ型呼吸不全 … 223
Ⅲ型アレルギー … 161
Ⅳ型アレルギー … 161
α-グルコシダーゼ阻害薬 … 139
β遮断薬 … 114

A

ACE阻害薬 … 115
ACS →急性冠症候群
ADHD →注意欠陥・多動性障害
AHA分類 … 99
AIDS … 192
AKI →急性腎障害
Alb →アルブミン
ALL →急性リンパ性白血病
AML →急性骨髄性白血病
ARB … 115
ASD →自閉スペクトラム症

B

BE … 215
BG →ビグアナイド薬
BMI … 136
BPSD … 247
BRM … 62
BUN →血中尿素窒素

C

CAPD →持続携行式腹膜透析
Ca拮抗薬 … 115
CKD →慢性腎臓病
CLL →慢性リンパ性白血病
CML →慢性骨髄性白血病
CO_2ナルコーシス … 221
COPD … 220
Cr →血清クレアチニン
CRP →C反応性蛋白
C反応性蛋白 … 36

D

DESIGN-R … 25
DIC … 45, 175
DKA →糖尿病性ケトアシドーシス
DPP-4阻害薬 … 138

F

$FEV_{1.0}$%(1秒率)… 212, 213

G

GCS方式 … 12, 236

H

HAART →多剤併用療法
Hb →ヘモグロビン
HCO_3^- … 215
HD →血液透析
HHS →高浸透圧高血糖症候群
HIV … 192
HOT療法 … 221
Ht →ヘマクリット

J

JCS方式 … 12、234

L

LD →学習障害

M

MMT … 248
MODS … 45
MOORE … 54
MRSA … 203

N

NCI-CTCAE … 63
NOAC … 178
NPUAP … 24
NSAIDs … 64、66

P

$PaCO_2$ … 215
PaO_2 … 215
pH … 215
PLT →血小板

R

RA →関節リウマチ
RASS … 58

RBC　→赤血球

S

SaO₂ … 215
SAS … 218
SBAR … 20
SLE　→全身性エリテマトーデス

T

TP　→総蛋白
T細胞依存型アレルギー
　→Ⅳ型アレルギー

V

VIP … 129

W

WBC　→白血球
WHO方式がん疼痛治療法 … 64

あ

亜区域 … 78
アスペルガー症候群 … 262
アダムス・ストークス症候群 … 107
アッペ　→虫垂炎
アドレナリン … 126
アドレナリン受容体 … 116
アナフィラキシー型アレルギー
　→Ⅰ型アレルギー
アナフィラキシーショック … 44
アミラーゼ … 40
アルドステロン … 125, 126
アルブミン … 37
アレルギー性疾患 … 160
アンジオテンシン … 127
アンドロゲン … 125, 126
アンモニア … 40

い

胃 … 72, 75
異型狭心症 … 110
意識レベル … 12, 54, 234-237
異常呼吸音 … 210
移植片対宿主病　→輸血後GVHD
胃切除後症候群 … 92
一次止血 … 174
いびき音 … 211
イレウス … 87

インクレチン … 124, 129
インスリン … 124, 129
インスリン製剤 … 140
インスリン療法 … 140
咽頭 … 84, 206
インフルエンザ … 196
院内感染 … 202

う

ウイルス性食中毒 … 195
ウェルニッケ失語 … 241
ウェンケバッハ型 … 109

え

エタノール … 188
エリスロポエチン … 125, 126

お

オピオイド … 64, 65

か

学習障害 … 263
ガストリン … 124, 129
顆粒球 … 169
カルシトニン … 128
がん … 60-65
間欠熱 … 13
間質性肺炎 … 216
間接止血法 … 53
関節リウマチ … 162
感染型食中毒 … 195
感染経路 … 186
感染症 … 184-203
感染症法 … 198
完全房室ブロック … 109
肝臓 … 72, 78
間脳 … 227

き

キラーシンプトム … 18
機能的残気量 … 213
気道 … 206
偽性高カリウム血症 … 30
逆性石けん … 189
急性リンパ性白血病 … 180
急性冠症候群 … 111
急性感染 … 184

急性骨髄性白血病 … 180
急性心筋梗塞 … 111
急性腎障害 … 151
虚血性心疾患 … 110
強直間代発作 … 244
胸膜摩擦音 … 211
菌交代現象 … 202
筋性防御 … 93
筋肉内注射 … 27

く

空気感染 … 186
口すぼめ呼吸 … 217, 220
くも膜下出血 … 239
グルカゴン … 124, 129
グルタラール … 188
クレアチンキナーゼ … 40
クレゾール石けん … 189
クレンチング … 30
クロルヘキシジングルコン酸塩 … 189

け

稽留熱 … 13
欠神発作 … 244
血圧 … 12, 14
血液ガス検査 … 214
血液さらさら薬（抗血栓薬）… 29, 175
血液型比率 … 172
血液透析 … 152
血漿製剤 … 170
血小板 … 36, 169
血小板製剤 … 170
血清クレアチニン … 37
血栓溶解薬 … 175
血中尿素窒素 … 37
下痢 … 88
原核生物　→細菌

こ

抗ウイルス薬 … 185
後期ダンピング症候群 … 92
降圧剤 … 114
交感神経 … 232
効果発現速度 … 27
口腔 … 72, 73
抗がん剤 … 62
抗凝固薬 … 175
抗菌薬 … 185

抗血小板薬 … 175
膠原病 … 162
抗真菌薬 … 185
抗体 … 158, 159
甲状腺ホルモン … 128
甲状腺疾患 … 142
酵素 … 73, 83
高血圧 … 14
高血糖 … 132
高次脳機能障害 … 240
高浸透圧高血糖症候群 … 131
高張性脱水 … 49
誤嚥性肺炎 … 216
呼吸 … 12, 17
呼吸不全 … 222
骨髄穿刺 … 181
コルチゾール … 125, 126
コレシストキニン … 124, 129

さ

細菌 … 185
採血 … 28, 30
最大呼気量 … 212
在宅酸素療法　→HOT療法
サイトカイン … 158
細胞傷害型アレルギー　→Ⅱ型アレルギー
サリドマイド … 62

し

次亜塩素酸ナトリウム … 188
時間依存 … 191
止血 … 52－53, 174
止血帯法 … 53
持続携行式腹膜透析 … 153
弛張熱 … 13
シックデイ … 137
失語 … 241
失行 … 241
失認 … 241
刺入部位 … 29
死の三徴候 … 68
死の受容モデル … 69
自閉スペクトラム症 … 263
シャント … 29
十二指腸 … 72, 76
消化管 … 72
小腸 … 72, 76
消毒 … 188
小脳 … 227

静脈内注射 … 27
循環血液量減少性ショック … 43
脂溶性ビタミン … 90
褥瘡 … 22
食中毒 … 194
食道 … 72, 74
食品衛生法 … 198
徐脈性不整脈（洞不全症候群）… 108
徐脈性不整脈（房室ブロック）… 109
徐脈頻脈症候群 … 108
自律神経 … 232
塵埃感染 … 186
心外閉塞・拘束性ショック … 43
真核生物 … 185
神経原性ショック … 45
神経障害性疼痛 … 32
心原性ショック … 42
心室期外収縮 … 106
心室細動 … 106
心室頻拍 … 106
心臓 … 97
心臓死 … 68
心電図 … 100
心不全 … 112
心房期外収縮 … 104
心房細動 … 105
心房粗動 … 105
心房頻拍 … 104
腎臓 … 146
ショック … 20, 42

す

膵臓 … 72, 82
水泡音 … 210
睡眠時無呼吸症候群 →SAS
水溶性ビタミン … 90
すくみ足 … 243
ステロイド … 164
スパイロメトリー … 212
スルホニル尿素（SU）薬 … 138

せ

脊髄神経 … 230
セクレチン … 124, 129
赤血球 … 34、168
赤血球製剤 … 170
接触感染 … 186
潜伏感染 … 184
全血製剤 … 171

全身性エリテマトーデス … 161, 163
全肺気量 … 212
喘息 … 217
喘鳴音 … 211

そ

早期ダンピング症候群 … 92
総蛋白 … 37
速効型インスリン分泌促進薬 … 138
ソマトスタチン … 122, 129

た

体温 … 12, 13
代謝 … 80
代償性交感神経興奮 … 43
体循環 … 98
大腸 … 72, 77
大脳 … 227
多剤併用療法 … 193
多臓器不全症候群 →MODS
脱水 … 48
単球 … 169
単純部分発作 … 244
胆のう … 72
断続性ラ音 … 210

ち

チアゾリジン薬 … 139
遅延型アレルギー →Ⅳ型アレルギー
遅発性感染 … 184
中核症状 … 247
注意欠陥・多動性障害 … 263
注射法 … 26
虫垂炎 … 93
中枢神経系 … 226
聴診器 … 208
直接止血法 … 53

て

低血糖 … 133
低張性脱水 … 48
低ナトリウム血症 … 46
笛音 … 211
てんかん … 244
電解質 … 39、77
点滴 … 28, 31
デルマトーム … 231

と

頭蓋内圧亢進症状 … 242
透析 … 152
洞徐脈 … 108
洞性頻脈 … 104
等張性脱水 … 49
洞停止 … 108
糖尿病 … 130
糖尿病の合併症 … 134
糖尿病性ケトアシドーシス … 130
糖尿病薬 … 138
洞房ブロック … 108
毒素型食中毒 … 195
徒手筋力テスト → MMT
トロンボモジュリン製剤 … 175

に

二次止血 … 174
乳酸 … 215
尿検査 … 148
尿毒症 … 150
認知症 … 246
認知のゆがみ … 254-257

ね

熱けいれん →熱失神
熱失神 … 46
熱射病 … 47
熱傷 →やけど
熱ストレス … 46
熱中症 … 46
熱疲労 … 47
ネフロン … 146
捻髪音 … 210

の

濃度依存 … 191
脳幹 … 227
脳血管性認知症 … 246
脳梗塞 … 239
脳死 … 68
脳出血 … 239
脳卒中 … 238
脳ヘルニア … 242
ノロウイルス … 195, 198

は

パーキンソン病 … 243
肺 … 207-223
肺炎 … 216
バイオハザードマーク … 190
肺気腫 … 219
肺気量 … 212
肺結核 … 200
敗血症性ショック … 44
肺循環 … 98
肺水腫 … 219
バイタルサイン … 12, 54
排尿異常 … 149
播種性血管内凝固 → DIC
バセドウ病 … 142
白血球 … 34, 169
白血病 … 180
発達障害 … 262

ひ

非オピオイド鎮痛薬 … 64
皮下注射 … 26
ビグアナイド薬 … 139
非ステロイド性抗炎症薬 → NSAIDs
ビタミン欠乏症 … 91
皮内注射 … 26
皮膚分節 →デルマトーム
飛沫核感染 →空気感染
飛沫感染 … 186
病原体 … 185
日和見感染 … 193
頻脈性不整脈 … 104

ふ

不安定狭心症 … 111
フェノール … 189
副交感神経 … 233
副甲状腺ホルモン … 124, 128
複雑部分発作 … 244
副腎髄質ホルモン … 126
副腎皮質ホルモン … 126
腹膜刺激症状 … 93
不整脈 … 102-106, 108-109
ブルンベルグ徴候 … 93
ブレーデンスケール … 23
フロイトの精神分析 … 252
ブローカ失語 … 241

へ

ヘマトクリット … 35
ヘモグロビン … 35
ヘルニア … 242
変性性認知症 … 246
便秘 … 86

ほ

防衛機制 … 258-261
補体 … 158
発作性上室頻拍 … 105
ポビドンヨード … 188
ホルモン … 83, 120-123
ホルモン薬 … 62

ま

末梢神経系 … 228
末梢神経麻痺 … 33
麻薬性鎮痛薬 →オピオイド
マルク →骨髄穿刺
慢性感染 … 184
慢性骨髄性白血病 … 180
慢性腎臓病 … 151
慢性閉塞性肺疾患 → COPD
慢性リンパ性白血病 … 180

み

ミオクロニー発作 … 244
脈拍 … 12, 16

む

無気肺 … 219

め

メチシリン耐性ブドウ球菌 → MRSA
滅菌 … 190
メルゼブルクの三徴 … 143
免疫 … 158-165
免疫グロブリン … 159
免疫細胞 … 158
免疫複合体型アレルギー
　→Ⅲ型アレルギー

も

モビッツⅠ型 →ウェンケバッハ型
モビッツⅡ型 … 109

や

やけど … 50

ゆ

有害事象共通用語基準 → NCI-CTCAE
輸血 … 170-173
輸血後 GVHD … 173
輸血バッグ … 172

よ

予備吸気量 … 212
予備呼気量 … 212

り

利尿薬 … 114, 154
リンパ球 … 169

る

ルンバール … 181

れ

レイノー現象 … 163
レニン … 125, 126, 127
連続性ラ音 … 211

ろ

労作性狭心症 … 110
ロタウイルス … 195

わ

ワルファリン … 175, 177, 179

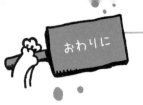

おわりに

最後までお読みくださり、ありがとうございました。

勉強というものは「好き」ではかどることはあっても、「好きになること」は難しい。苦手でもやらなくてはいけないときがある。そんなときは、勉強の必要性を理解して向き合うことが大切だと感じてきました。そのために「わかる」を作ることが必要でした。

私の描くゆるい字と絵は、視覚的なハードルを下げ、「わかる」をあなたの中に生み出す役割があります。「ゆるいと簡単そうに見える。でも、読んでみたら難しい」と思っていたことが「イラストに関連して頭に入っていた」。本書を読み終えた今、そんなことをみなさんが感じていてくれたら嬉しいです。

看護学生の方は、たくさんしなくてはいけない勉強の中から、まずはこの本のことだけをやってみてください。膨大な勉強の中の指標にしていただければと思います。

新人ナースのみなさんは、忘れかけた国家試験の知識と臨床をどんどん結びつけて体感していってください。

そしてこの本で得た知識と、これまで身につけてきた知識をもって、これからも一緒によりよい看護をめざしていけたらと思います。

最後に、この本を執筆するにあたり支えてくださった家族、友人、関係者のみなさまに心からお礼申し上げます。ありがとうございました。

かげ

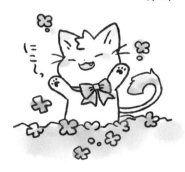

参考文献

呼吸管理に活かす呼吸生理
　　―呼吸のメカニズムと,人工呼吸器のモード選択・設定から離脱まで

心電図の読み方パーフェクトマニュアル―理論と波形パターンで徹底トレーニング！

意味づけ・経験知でわかる病態生理看護過程 上巻―疾患別

成人看護学［1］成人看護学総論 第15版（系統看護学講座 専門分野）

疾病のなりたちと回復の促進［3］薬理学 第14版（系統看護学講座 専門基礎分野）

疾病のなりたちと回復の促進［4］微生物学 第13版（系統看護学講座 専門基礎分野）

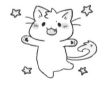

Special thanks

- おくむらさん　●よしおかさん　●てらさん　●まっすー
- ますださん　●ぐわっぱー　●Haruna　●Ayaka
- Ami　●Midori　●Marino　●Yukino　●Kana
- Akemi　●ふぁみりー　●しがさん　●おかみやさん
- 日本うんこ学会会長・石井先生
- 医療美術部代表・米澤先生　●「看護roo！」坂本さん

And You！

著者　かげ

7月27日生まれの看護がとっても苦手な看護師。チョコレート中毒。
様々な診療科で看護しているが、循環器、消化器、脳神経、救急が特に長い。
看護が苦手だからこそ、それをフォローするために看護・医療について勉強し、まとめたイラストを日々描いている。
日々の勉強ネタやイラストを公開しているTwitterはフォロワー数4万人を超え、月刊誌『プチナース』、『エキスパートナース』Web、コミュニティサイト「看護roo！」で連載を持つなど、医療系イラストで活躍。日本うんこ学会より配信予定の大腸がん等の知識普及を目的としたスマホゲーム「うんコレ」でもゲーム内イラストを手がけている。
3学会合同呼吸療法認定士／保健師／元塾講師／医療美術部イラストレーター／日本うんこ学会イラストレーター

監修者　大和田潔

東京医科歯科大学臨床教授、同大学大学院医学博士。
総合内科専門医、神経内科専門医、日本頭痛学会代議員。
救急診療などを経て、医療法人社団碧桜・秋葉原駅クリニック（同法人理事・現職）。
週刊文春『スーパー開業医』に掲載。
医療アドバイザーとしてのメディアでの解説には定評があり、ニュース番組の解説、クイズ番組の監修などテレビやラジオ、雑誌週刊誌の取材記事多数。
『糖尿病になる人、痛風になる人』（祥伝社新書）、『頭痛』（新水社）、
『からだのふしぎブック』（永岡書店）、他著書、論文も多数。

STAFF
デザイン●丸山佐知子
取材協力●長谷川万里絵
医学校正●伊藤みゆき, 物語社
編集協力●大西華子

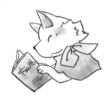

ホントは看護が苦手だったかげさんの
イラスト看護帖

2019年9月10日　第1刷発行
2024年5月10日　第10刷発行

著　者　かげ
監修者　大和田潔
発行者　永岡純一
発行所　株式会社 永岡書店
〒176-8518 東京都練馬区豊玉上1-7-14
代表 03(3992)5155　編集 03(3992)7191

DTP　編集室クルー
印刷・製本　クループリンティング

ISBN 978-4-522-43605-9　C0047
落丁本・乱丁本はお取り替えいたします。
本書の無断複写・複製・転載を禁じます。